ÉTUDES

SUR

LES EAUX MINÉRALES

DE

L'ALGÉRIE.

ÉTUDES

SUR

LES EAUX MINÉRALES

DE

L'ALGÉRIE,

RECUEILLIES ET PUBLIÉES

AVEC UNE INTRODUCTION

Par le Dr A. BERTHERAND,

Médecin Principal de l'armée, Officier de la Légion-d'Honneur
et de l'Ordre de Léopold de Belgique,
Directeur de l'École préparatoire de médecine et de pharmacie d'Alger,
Correspondant des Sociétés d'*Hydrologie* et de *Chirurgie*
de Paris ; de *Médecine* de Berlin, du département de la Seine, de Metz
Strasbourg, Marseille ; de la Société *Historique Algérienne*.

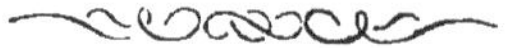

PARIS

CHEZ J.-B BAILLIÈRE, RUE HAUTEFEUILLE, 19.

ALGER

CHEZ TISSIER, LIBRAIRE-ÉDITEUR, RUE BAB-EL-OULD,
MAISON PICON.

1858

INTRODUCTION

A L'ÉTUDE

DES EAUX MINÉRALES DE L'ALGÉRIE

Par le Dr A. BERTHERAND.

On rencontre, sur le sol algérien, une riche variété
d'eaux minérales. L'occupation française en a fait découvrir d'ignorées jusqu'alors ; mais presque toutes
étaient déjà connues et jouissaient d'une grande faveur, chez les indigènes, avant notre arrivée. Plus d'une
fois, de curieuses légendes, répandues au loin, ont
éveillé l'attention des explorateurs, notamment celle
de nos collègues de la Pharmacie Militaire, à qui l'on
doit de nombreuses et intéressantes monographies
sur cette partie importante de l'hydrologie africaine.

Le goût prononcé des Orientaux pour le merveilleux a toujours fait entourer, chez eux, de mysti-
cisme et de poésie, les phénomènes que l'intelligence
commune ne parvenait pas à traduire d'une façon
ordinaire. Des récits plus ou moins empreints d'é-
trangeté et de fantaisie devaient donc naturellement
s'attacher à l'éclosion des eaux minéro-thermales.
Pas une source un peu importante de ce genre, qui
ne possède ainsi son baptême de bizarre singularité,
au berceau de laquelle les Arabes n'aient imprimé,
comme nous le verrons successivement, le cachet de

leur superstitieuse imagination, de leur cabalistique crédulité.

D'après l'opinion générale, non seulement toutes les eaux chaudes, salines, sulfureuses, gazeuses, douées de vertus médicales constatées, mais encore celles plus humbles, qui servent aux besoins de la table ou des cultures, ont une origine unique, dont voici à peu près le sens.

Le sage sultan Soliman *soulthan Sliman* (on croit généralement qu'il est question, sous ce nom, du roi Salomon), se baignait très fréquemment. Dans cette habitude longtemps pratiquée, il lui sembla qu'en ajoutant, aux bains que l'on chauffait pour lui, certaines substances minérales, du sel, du soufre, du fer, etc., ces bains acquéraient de précieuses propriétés curatives. Jaloux de faire partager aux hommes les bienfaits de cette observation, le sultan, doué d'autant de volonté que de sagesse, se mit à l'œuvre incontinent : sous ses mains puissantes, les divers éléments, dont l'efficacité lui avait été révélée, triturés, mélangés, combinés, composèrent une grande variété d'eaux pour la guérison de toutes les maladies. Il eut soin, par une heureuse prévoyance, de les disséminer sur une infinité de points de la terre, et éleva auprès d'elles des *zaouïa*, des *qoubba* (chapelles). Comme il se défiait souverainement de Satan, qui plus d'une fois lui avait fait sentir ses instincts pervers, il préposa à la garde de chaque source, des génies (*djenounes*), qu'il rendit sourds, aveugles et muets, afin qu'ils ne pussent entendre, ni voir ni répéter ce qui se ferait et se dirait dans le bain. Ces mêmes es-prits devaient, toujours par son ordre, chauffer in-cessamment les eaux pour les tenir, à toute heure et à température également chaude, à la disposition de ceux qui en auraient besoin.

Sidi Sliman mourut à un âge fort avancé couvert de gloire et chargé de bénédictions universelles : de-puis, ses ministres, gardiens des sources, auxquels personne n'a pu faire comprendre la disparition de leur maître, continuent avec le même zèle et la même ponctualité la mission qu'il leur avait confiée. Voilà pourquoi les eaux conservent la température chaude préférée et prescrite par le sultan vénéré.

Certaines sources offrent, aux endroits mêmes où elles sourdent, des vestiges considérables d'anciens établissements, indices du prix que la conquête ro-maine avait attaché à leur exploitation. A *Hammam-Berda*, entre Bône et Constantine, près d'un bois de vieux oliviers, qu'une antique tradition appelle encore du nom de *Bois sacré*, de vastes constructions de forme circulaire, allongées d'une demi-lune excentri-que, enserrent, dans un bassin qui n'a pas moins de 42 mètres de longueur sur 36 de largeur, les eaux de sources thermales fort nombreuses et abondantes, issues dans son aire ainsi qu'à son pourtour. Les rui-nes éparses et la piscine bien conservée d'*Aquæ ca-lidæ*, au sud des restes de *Julia Cæsarea*, aujourd'hui Cherchell, ont pu être employées à la moderne réédification d'*Hamman-Rir'a*, sur la route d'Alger à Milianah et non loin de cette dernière ville.

La plupart de ces bains ou *Hammam* — les Arabes appellent, ainsi toutes les eaux minérales indistinctement — sont encore en grand crédit parmi les douars et principalement chez les habitants des villes. Les Juifs et les Maures d'Alger se rendent journellement, durant la belle saison, aux sources d'*Hammam-Melouane*, au milieu des gorges de l'Atlas, dans le lit torrentueux de l'*Harrach*; les populations des cercles de Bône et de Guelma vont à *Hammam-Meskoutine*; les indigènes de Constantine, au *Hamma* et à *Salah Bey*; les nomades des environs de Sétif, au *Hammam Bou-Sellam*, près du Bou-Taleb. Ils y dressent leurs tentes, s'y installent à leur convenance et, malgré la briéveté d'un séjour généralement insuffisant, perpétuent néanmoins l'ancienne renommée de ces stations salutaires.

Aussi, dès les premières années de notre occupation, l'administration de la guerre fut-elle naturellement engagée à suivre des errements tout tracés. Une haute raison d'économie lui dictait d'ailleurs de chercher à remplacer, pour ses malades infirmes ou convalescents, les eaux de France, par celles existant au voisinage de nos camps et de nos hôpitaux.

Il était impossible d'espérer de ces installations improvisées, rudimentaires, un retentissement et un succès de vogue susceptibles d'alarmer les établissements de la métropole. Un peu de réflexion devait bientôt calmer les enthousiasmes emportés jusqu'à rêver déjà, sur la côte africaine, une concurrence redoutable pour nos thermes nationaux. En effet, parmi les éléments si divers de l'efficacité et de la mode des eaux minéralès, il faut compter en première ligne, le bien-être et l'agrément des habitudes matérielles, le plaisir et les jouissances que peuvent seuls dispenser, avec largesse, les attraits du site, une végétation riante et variée, une viabilité faeile, les distractions répétées, en un mot, la satisfaction aussi complète que possible de toutes les exigences d'une vie dolente et désœuvrée. Il avait dû en être ainsi, à une époque où les Romains représentaient en Afrique une société populeuse, riche et civilisée. Mais après une aussi longue période de décadence et de barbarie, les souvenirs de cette splendeur lointaine ne pouvaient inquiéter la clientèle achalandée des eaux de la métropole, alors même que les thermes ressucités d'*Hamman-Meskoutine*, du *Bain de la Reine*, d'*Hammam-Rir'a*, dans les provinces de Constantine, d'Oran et d'Alger, rendaient avec usure à l'armée, les services attendus d'une restauration accommodée à des besoins urgents.

A l'heure où nous écrivons ces lignes, une heureuse transformation s'est élaborée et se poursuit sur toute l'étendue de la colonie. La pacification du pays a dissipé les incertitudes, appelé la culture, ouvert des voies de communication : elle a rapproché de nos moyens d'analyse et d'expérimentation, des mi-

nes fécondes de santé et de richesse que nous n'a-
vions encore que convoitées à distance. Il est réellement devenu utile et opportun d'aborder, sous le
point de vue d'une exploitation possible, la question
des eaux thermales de l'Algérie.

Avant tout, il incombe à la chimie de nous faire
connaître exactement la composition intime de nos
sources minérales, et de rechercher les premiers matériaux d'une comparaison efficace avec les eaux de
la France. Mais les résultats de cette œuvre de longue haleine se feront encore longtemps désirer, et il
y aurait témérité à préjuger les conséquences qu'on
en déduira, le jour où les considérations de la science auront livré la place à l'application pratique et
aux spéculations industrielles. Nul doute que des
analogies marquées, comme aussi des caractères tran-
chés de dissemblance entrevus déjà, n'établissent
alors les prétentions de nos thermes à s'inscrire ho-
norablement au livret balnéologique des oisifs et des
valétudinaires. En attendant, un privilège incontestable, qu'on peut assurer d'avance aux sources de l'Algérie, permet d'augurer les plus grandes espérances
de leur étude. et de leur vulgarisation progressive.
Nous voulons parler des avantages et des facilités
que la climature spéciale de l'Algérie ne peut manquer d'introduire dans les habitudes hydriatiques.
M. le docteur E. Millon (1) exposait récemment ces

____

(1) Note sur une eau minérale du FRAIS-VALLON, près d'Alger, 1855

considérations, d'un ordre élevé et nouveau à la fois, dans des termes d'une vérité trop saisissante pour que nous résistions au plaisir de les reproduire textuellement.

« Ce qui manque aux eaux minérales de France, pourtant si riches et si variées, ce que rien au monde ne saurait leur donner, c'est un climat tempéré durant les mois de l'hiver. Dès que l'été finit, on les déserte : la fraîcheur des nuits, l'abondance des pluies en troublent les effets : septembre arrive et la saison est close.

« Le médecin lui-même prescrit aux malades de partir ; c'est en vain que la cure est heureusement entamée ; le baigneur sent que le mal s'affaiblit graduellement, que les forces et la santé lui reviennent ; il est à mi-chemin de la guérison ; deux ou trois mois encore d'usage couronneraient l'œuvre des eaux ; mais comment faire jusqu'à l'été prochain ? Il faut partir ; la décision est inexorable. Il faut reprendre l'air, l'habitation et, plus ou moins, les habitudes, le régime, les relations, les affaires, le travail, le plaisir et toute l'existence qui est, en quelque sorte, le foyer même où le mal a pris naissance. En un mot, on abandonne le remède et l'on retourne à la maladie.

« Une lacune aussi considérable dans la thérapeutique des eaux n'a pas échappé à quelques observateurs ; Lallemand, un des médecins les plus sagaces de notre époque, a contribué de tout son pouvoir à fonder au Vernet un établissement thermal dans lequel les malades continueraient l'usage des eaux durant l'hiver.

« On a fait un essai pareil aux eaux d'Amélie-les-Bains. Les résultats qu'on y obtient sont généralement favorables, mais ils ne sont pas décisifs. La faute en est au climat du Vernet et d'Amélie-les-Bains, établissements situés, tous deux, dans le Roussillon, à quelques lieues de Perpignan. Quoi qu'on y ait fait, les malades n'y échappent pas au froid. Sans doute, c'est toujours un grand avantage pour un valétudinaire de remplacer un hiver du Nord par un hiver du Midi de la France ; mais qu'il y a loin de là à certaines contrées méridionales, voisines de la mer, et dans lesquelles règne, durant toute la période hivernale, une inaltérable douceur de température et d'atmosphère ! Là, l'hiver n'existe pas ; c'est évidemment là qu'on doit réaliser l'idée bienfaisante et logique de continuer la cure des eaux minérales, sous un climat tempéré, entièrement exempt de neiges, de gelées et de frimas. Signaler ces contrées, c'est désigner l'Algérie, et plus particulièrement tout ce littoral délicieux où elle développe plaines et côteaux, entre l'Atlas et la Méditerranée. Dans aucune direction, on ne saurait se transporter plus rapidement au Sud, pour échapper aux rigueurs de la saison. On laisse bien loin Nice, Hyères, et jusqu'aux dernières côtes de l'Espagne et de l'Italie. La transformation du climat est complète, et grâce à l'achèvement de nos grandes lignes ferrées, grâce à la vapeur, en trois jours on se rend à Alger des points les plus extrêmes de la France.

« Sans doute, dès qu'on connaîtra mieux les avantages de cette situation, dès que la médecine et l'hygiène les auront proclamés, on aura l'ambition de n'en rien perdre : on demandera à l'Algérie de fournir des eaux thermales similaires aux principales de France ; on y poursuivra sans interruption la guérison qu'un ciel humide et glacial venait paralyser.

« Les Romains ont entrevu cette idée : ils avaient des piscines couvertes et remplies d'eau tiède pour l'hiver, et l'on fréquentait les thermes à Rome, en toute saison. Mais chez eux l'hydrologie balnéaire était poussée à un degré de perfectionnement dont nous sommes encore bien éloignés. Il serait curieux de rechercher si leurs établissements d'Afrique n'avaient pas aussi une affectation spéciale et à quelle époque ils en faisaient plus particulièrement usage.

« L'Algérie, nous nous croyons fondé à le prédire, sera en mesure de satisfaire aux vœux des malades les plus exigeants que l'Europe lui aura légués, la richesse et la variété de ses eaux minérales ne laissant rien à désirer. Ici des eaux alcalines, là des eaux salines, froides ou thermales, ailleurs des eaux gazeuses, ferrugineuses, sulfureuses. Cherchez un peu dans ces gorges délicieuses de l'Atlas, vous y trouverez les succursales de Barèges, de Bagnères, de Vichy, de Plombières, de Spa, de Sedlitz, de Pullna ;

débarquez à Alger; passez la Mitidja, et vous y êtes.

« Il ne faudrait pas beaucoup d'imagination pour tracer autour de ces sources, sur des ruines romaines, à côté de la tente de l'Arabe et de l'Israélite aux costumes bibliques, un joli groupe de maisons parisiennes, dans le style d'Auteuil et de Neuilly. On encadrerait le tout de la végétation magique des Hespérides et de roches dignes du viel Atlas... »

A coup sûr, on ne saurait peindre sous des couleurs plus vives, détailler avec plus de verve les promesses de l'avenir. Pour mieux aider à leur réalisation, appliquons-nous d'abord à bien faire connaître ce qui existe dès aujourd'hui, ce qui doit être la base solide de toute mise en œuvre ultérieure : *La situation et la nature des eaux minérales de l'Algérie.*

A. BERTHERAND.

Hammam-Melouane, près Rovigo.

PROVINCE D'AIGER.

Par M. PAYN, Médecin colonial à Hussein-Dey.

§ 1er Topographie. — Histoire et legendes. — Usage indigene
Pratiques religieuses.

Au pied de l'Atlas, à trente deux kilomètres environ, Sud-
Est d'Alger, non loin du riche territoire où s'élèvent et s'a-
lignent déjà les constructions nouvelles du village de Rovigo,
l'Harrach débouche des gorges de la montagne, et sillonne la
plaine dans une plate et rocailleuse vallee qui encadre ses ca-
pricieux détours.

Durant la saison des pluies, l'eau roule avec fracas par cette
large ouverture, entraînant dans sa course impétueuse des
blocs de rochers et des avalanches de cailloux qu'elle dissé-
mine plus loin sur le sol de la Métidja.

Vienne l'été, le lit du torrent se dessèche : à le voir réduit
aux proportions d'un grêle ruisseau, de quelques entonnoirs
saumâtres et bourbeux, on se demanderait presque si l'on a
bien sous les yeux le même lit, theâtre, pendant l'hiver, de si
tumultueux débordements.

En remontant la gorge, vers le Midi, le voyageur s'avance
insensiblement, par un chemin d'abord facile, complanté
d'oliviers et d'arbustes en taillis ; vers le fond, la coupure de
la montagne se rétrecit brusquement, au point de ne plus
laisser pour chemin, que le torrent, encaissé entre des berges
abruptes, d'une hauteur sombre et sevère. On peut se croire,
ici, au milieu de certains Gaves de nos Pyrénées. Bientôt vous
n'aurez plus d'autre ressource que de marcher dans le courant
même de la rivière, vous n'atteindrez le but qu'apres l'avoir

traversée sept fois, d'une rive à l'autre, sur un parcours de huit kilomètres.

Ce trajet ne manque ni de charme, ni d'étrangeté : il vous isole en quelque sorte, complètement. Point d'habitations, point de traces d'existence humaine, pas même le primitif gourbi du montagnard indigène ; la nature agreste dans toute sa nudité, des arbres fantastiquement contournés, déracinés, renversés ; des terres éboulées, dès murailles de terre rougeâtre, à droite et à gauche ; à tout instant, des voûtes de rochers suspendues sur vos têtes et qu'il faut pourtant franchir ; au-dessus de cette scène sauvage, des vautours planent et décrivent de larges circuits devant leurs nids inaccessibles:

La végétation, dès qu'elle trouve un peu de terre pour se loger, apparaît dans le ravin, belle et vigoureuse. Ainsi l'œil se repose çà et là, sur de verts massifs de lentisques, d'oliviers, de caroubiers, de sapins et de rhododendrons, tandis que l'eau bruit et murmure sur les galets, entre une double haie de lauriers-roses.

L'Harrach contrarie seul la satisfaction que l'on éprouve, en accomplissant ce petit voyage si vivement accidenté. L'aspect terne de l'eau semble faire pressentir l'insalubrité que l'expérience lui attribue depuis longtemps. Sa saveur désagréable et métallique ôterait toute envie de s'y rafraîchir : les animaux l'ont en aversion ; soyez sûr que ni votre cheval ni votre chien n'en goûteront. Plus on avance, et plus la rivière devient louche ; arrive enfin un endroit où le vallon s'agrandit sur une superficie de cent à cent vingt mètres de largeur pour trois cents de longueur, moitié en pelouse, moitié en sol pierreux, profondément raviné. On remarque ici des efflorescences et des incrustations salines, déposées sur les cailloux par l'évaporation de quelques fuites qui descendent perpendiculairement dans le cours d'eau principal. Les sources ne sauraient être loin : un bouquet touffu d'oliviers dérobe, jusqu'au dernier moment, le *Marabout de Sidi Soliman*, et ce qui frappe d'abord la vue, c'est la hutte en roseaux, café maure et corps de garde à la fois, du caïd d'*Hammam-Melouane*.

Hammam-Melouane, en arabe, signifie bain *coloré*, bain *bigarré*. Ce nom provient, vraisemblablement, des dépôts divers, blanchâtres, ocracés que l'eau abandonne, tant sur la terre où son trop plein se déverse, que sur les débris végétaux qui flottent à sa surface. Les indigènes rapportent-ils cette coloration à quelque phénomène surnaturel? — Nous l'ignorons. Toujours est-il qu'ils attribuent à la source, une grande vertu et des qualités merveilleuses. Dès que la saison des pluies a cessé de rendre impraticable le chemin de la piscine, les gens du pays s'acheminent, sur la recommandation spéciale des marabouts, vers ce pélerinage renommé. A leur point de vue, c'est faire acte de religion et de salubrité à la fois, et ce qui assure avant tout le succès des eaux, c'est le génie qui préside à leur efficacité.

Des deux constructions qui existent aujourd'hui sur l'emplacement que nous avons délimité, le premier qu'on rencontre est un *marabout*, le second un simple *puisard*.

Le *marabout* mesure cinq mètres carrés environ d'étendue, ses murs en pisé, sont épais; ils sont couverts d'un dôme, en calotte de sphère, à pans coupés et séparés par des arêtes peu saillantes, le tout blanchi à la chaux. Voilà pour l'extérieur.

Par une porte basse on pénètre dans l'intérieur, d'abord dans un petit vestibule imité de ceux qui précèdent tous les bains maures des villes algériennes. L'odeur nauséabonde qui s'exhale de ce porche sale, infect, ouvert à tous les vents, dénote assez l'insouciance de ses hôtes habituels. Une porte vermoulue à moitié brisée, qu'on n'a pas besoin de repousser, parce qu'elle ne ferme plus sur ses gonds, tient encore à l'orifice du bain, proprement dit. Ce bain est une sombre niche, à peine éclairée par une crevasse pratiquée dans la voûte, et où l'on ne distingue rien d'abord. Au bout de quelques instants d'accommodation de l'œil à l'obscurité du milieu, on reconnaît à ses pieds, un bassin rectangulaire, de deux mètres de long sur un mètre de large et soixante centimètres de profondeur, parfaitement enduit sur ses parois et toujours rempli d'une eau chaude assez claire. La température de la petite salle paraît élevée, la vapeur humide qui la remplit gêne un peu la respiration. Le périmètre du bassin est pavé de larges dalles d'ardoise en assez mauvais état. Contre les murs de la pièce règne, tout autour, un banc de grossière maçonnerie qui participe du délabrement général de l'édifice.

Entr'autres explications plus ou moins bizarres que les Arabes donnent de la construction de ce marabout, nous avons recueilli celles ci.

Il y a fort longtemps, un bey très riche, dont la fille était percluse de tous ses membres, par suite de rhumatismes, assembla en consultation tous les savants du pays. D'un commun accord, ils prescrivirent l'immersion de la malade dans le trou fangeux où se réunissaient alors les produits de la source. La guérison ne fut pas longue à attendre. Le père reconnaissant édifia, de ses propres deniers, le petit monument que sa pieuse votivité a fait jusqu'ici épargner par les générations successives, mais que le temps a moins respecté.

Des musulmans d'une foi plus robuste affirment que le marabout n'est pas l'œuvre des hommes. Il serait sorti de terre miraculeusement, tout bâti, de par la volonté d'un très grand saint qui, ayant employé toute sa vie à prier et à pratiquer la vertu, voulut encore, après sa mort, être utile à ses frères en Mahomet.

Ces versions sont traitées comme simples et insuffisantes par les savants d'aujourd'hui. « La thermalité des sources, disent-« ils, s'explique tout naturellement par leur passage contre « des bancs de salpêtre, puisque le salpêtre, qui entre dans la « poudre, la fait éclater et brûler. »

Les marabouts, aux ordonnances desquels *Hammam-Melouane* doit ses visiteurs valétudinaires, recommandent expressément certaines pratiques religieuses qui sont le complément obligé, la condition *sine quâ non* d'un traitement propice. En voici un court spécimen :

Le vendredi — jour saint pour tout fidèle musulman — est le jour qu'il faut choisir de préférence pour aller se régénérer à la source vénérée. Aussi est-on sûr d'y rencontrer, ce jour-là, quelques familles, campées sous les oliviers qui entourent le marabout. Les nattes et les tapis couvrent le sol, les haïks pendent aux branches des arbres séculaires, le cheval ou la mule broutent à côté du feu de bivouac où le café s'apprête.

C'est d'abord aux femmes à prendre leur bain. Entrées dans la piscine, elles s'y déshabillent et s'immergent aussitôt, ce qui se sait au dehors par les *you you you you* suraigus dont elles font retentir la montagne. Elles croient ainsi rendre hommage à la mémoire du saint protecteur de ces lieux salutaires (1).

La baignade ne dure pas au delà de quelques minutes : alors commencent les mystères religieux. C'est le plus souvent une poule sacrifiée vivante, dont le foie et les entrailles, violemment arrachés du corps et projeté dans le ruisseau, vont se perdre au loin ; ou bien, ce sont des bougies allumées et bientôt éteintes, avec énonciation de paroles cabalistiques ; des morceaux de vêtement, des cheveux de personnes aimées ou haïes, des versets, de la poudre, cent objets divers, cachés et ficelés dans du papier que l'on insère aux anfractuosités de la vieille muraille du marabout. Désirs de vengeance ou d'amour,

---

(1) L'invocation suivante pourra donner une idée exacte des prières recitees en pareille circonstance.

« O Sidi Soliman, vous qui avez toujours et partout compassion des « fideles serviteurs de Dieu ! »

You, you, you ! (poussées par les femmes).

« O saint Marabout, vous qui êtes le grand genie, le patron venerable « de toutes les eaux salutaires ! »

You, you, you !

« Ayez pitié de moi, créature pauvre et malheureuse . »

You, you, you !

« Je viens me confier à votre vertu puissante, me placer sous votre « protection ! Que par vous ma guérison soit prompte et sûre ! Je pro-« clamerai partout vos bienfaits ! Ma reconnaissance n'aura d'autres li-« mites que celles de votre eternelle renommee . ! »

You, you, you !   (A. B.)

espoirs de fortune et de santé, tout se formule ici avec ferveur, à voix basse et quelquefois dans le silence de l'adjuration mentale.

La prière et les vœux accomplis, on rajuste les vêtements, on avale le café, les hommes fument, les femmes devisent à part, et la famille reprend la route du douar, abandonnant avec confiance, jusqu'à l'an prochain, les amulettes qu'elle a offertes au génie de la source, et dont elle rêve les plus heureux résultats.

§ 2 — Debit — Proprietes physiques. — Constitution chimique — Formation geologique.

Débit — Des sources nombreuses qui sourdent à travers les roches du site dont nous venons d'esquisser rapidement la physionomie, deux seulement sont abondantes ; nous avons déjà nommé celle du *Marabout* et celle du *bassin* ou *puisard*.

La première, la plus considérable et aussi la plus utilisée, sort du mur méridional du marabout, du côté adossé contre la montagne, par un trou d'un calibre assez fort. C'est l'aboutissant d'un ou plusieurs canaux souterrains dont il serait curieux de bien connaître la distribution. La piscine se trouve ainsi abondamment remplie : son trop plein s'épanche sur la pelouse extérieure, à travers un pertuis placé en face de l'orifice d'arrivée et d'un diamètre égal.

La seconde source présente à peu près les mêmes dispositions, plus faciles à constater, puisqu'elle coule à ciel ouvert.

Dans l'état actuel, le débit de ces deux principales fontaines est d'environ 2 litres 50 par seconde. M. l'ingénieur des mines, Fayard, pense qu'en réunissant les diverses issues, aujourd'hui éparpillées, du réservoir thermal, on obtiendrait aisément un produit de 4 litres par seconde, soit 345 mètres cubes par vingt quatre heures, ce qui suffirait à une consommation quotidienne de 600 bains.

Propriétés physiques. — Prise à ce point de provenance, l'eau, un peu plus salée au marabout que dans le puisard, est d'une amertume fraîche, analogue à la saveur de l'eau de mer, d'ailleurs limpide, claire, inodore, très légèrement onctueuse au toucher et du poids spécifique de 1,0225 (De Marigny), de 1,0245 (Tripier) (1). Des bulles volumineuses de gaz s'en échappent assez abondamment, principalement dans la seconde source. Au fur et à mesure qu'elle s'éloigne au dehors, pour se perdre dans la rivière qui coule à vingt mètres de là, elle dégage une odeur de plus en plus fétide, due vraisemblablement à la décomposition des sulfates. Elle s'altère, par le mélange avec des matières terreuses et organiques, et il lui en reste une coloration rouillée qu'on serait tenté de rapporter d'abord à des caractères ferrugineux, de même que la fétidite donnerait assez le change pour une constitution sulfureuse.

La température, mesurée avec beaucoup de soin, et à divers moments de la journée, paraît être, terme moyen, de 39 à 40° centigrades. Il existe, du reste, dans les diverses expériences faites à ce sujet, plusieurs divergences qu'il est bon de relater. Ainsi, MM. Tripier et Flageollot notent 40° dans le bassin de Sidi-Soliman. M. Tripier a trouvé un degré et demi de plus, dans le conduit souterrain de cette piscine, et un degré de moins, 39° à la source du Puisard. Le 9 mars 1856, M. le docteur A. Bertherand, après plusieurs épreuves, a noté 42° dans les couches inférieures de la baignoire du *Marabout*, et 39° 5 en plongeant le thermomètre aussi profondément que possible dans l'autre récipient, la température ambiante étant 18° 5. M. de Marigny en 1854, avait aussi trouvé 42° au *Marabout* et 39° au *Bassin*. D'après la tradition indigène, les eaux sont effectivement plus chaudes l'hiver que l'été. J'ai constaté moi même que l'indice thermométrique s'élevait toujours sensiblement pendant la nuit.

____

(1) « L'eau du Hammam Mellwan », dit SCHAW, « est non-seulement fort salée et d'un goût très desagreable, mais elle est de plus extrêmement pesante. Son poids est a celui de l'eau de pluie, comme 910 est a 830 » (Voyages, pages 301 et 302)   (A B)

Constitution physique. — La première analyse des eaux d'Hammam Melouane paraît avoir été faite en 1834 par M. Marie, pharmacien major, assisté de M. Méardi, médecin européen fixé à Alger bien avant la conquête française. Nous regrettons de n'avoir pu nous procurer ce travail. Depuis cette époque , des recherches multipliées ont été opérées par MM. Tripier, Simounet, Flageollot et de Marigny. Elles ont donné des résultats généralement identiques. On en jugera par les chiffres ci-après.

1º *Analyse de M. Tripier.*

Eau (prise fin août).............	1,000 grammes
Chlorure de sodium.............	26, 0690
— de magnésium	0, 4350
— de potassium............	0, 2438
— de calcium.... ⎰ traces.	
— ammonique ... ⎱	
Carbonate de chaux.............	0, 1350
— de magnésie, traces.	
Sulfate de chaux...............	3, 1260
Carbonate de fer	0, 0025
Matière organique azotée. ⎰	
Silice gélatineuse .... ⎱ traces.	
Arsenic	
Total des matières salines..	30, 0113
Eau................	969, 9887

Le gaz qui se dégage en abondance de ces sources, est composé de :

Gaz acide carbonique....	6
— azote.............	94

« La salure varie suivant les saisons, d'après nos expériences, de 28 à 32 grammes. MM. Marie et Méardi ont constaté qu'elle s'affaiblissait sous l'influence de la saison des pluies et descendait jusqu'à ne plus donner que 25 grammes de sel par kilogramme. »

Dans les premières analyses, M. Tripier n'avait pas rencontré de traces d'arsenic. Ses dernières recherches lui en ont fait saisir des indices qui, trop minimes pour être appréciés, témoignent toutefois du consciencieux travail de ce chimiste distingué.

« Au fond de la cavité que la source remplit, il se dépose, dit-il, des sédiments terreux d'une grande onctuosité. Ces dépôts sont composés : de carbonate de chaux avec des traces de magnésie, d'un peu de matière organique légèrement azotée, de silice gélatineuse et d'un peu d'arsenic. Ils prennent naissance sous forme de pellicules irisées dans l'eau la plus limpide, dès qu'elle a le contact de l'air, et paraissent déterminés à la fois, par une oxygénation supérieure du fer, le départ de l'acide carbonique et le refroidissement de l'eau.

« L'eau thermale laisse en outre, sur le petit espace de terrain qu'elle baigne pour se rendre à la rivière, du sel marin, du sulfate de chaux et des carbonates terreux sous forme d'efflorescences et d'inscrutations. »

2° Analyse de M. Simounet.

Eau...................... 1,000 grammes.

Chlorure de sodium.............	25, 9795
— de magnésium	0, 3262
Carbonate de chaux.............	0, 1070
— de magnésie..........	0, 0800
Sulfate de chaux................	2, 8275
— de magnésie............	0, 1870
Silice	0, 0150
Oxide de fer...................	0, 0200
Poids total des sels....	29, 5422
Eau................	970, 4578

3° Analyse de M Flageollot (1852).

Cent grammes évaporés à sec et le résidu desséché au bain d'huile, à la température de 130°, ont produit 2 gr., 945 de sel. Maintenu à la température de 200°, jusqu'à ce que son poids devint constant, le résidu a donné 2 gr. 93.

Eau	1,000 grammes.
Chlorure de sodium.	26, 5500
Sulfate de chaux	2, 6100
Sulfate de magnésie	0, 2960
Bi-carbonate de magnésie	0, 0150
— de chaux	0, 1170
Silice	0, 0400
Phosphate de chaux. ⎫ traces ?	
Bi-carbonate de fer. ⎭	
Poids total des sels.	29, 4280
Eau.	970, 5720

« La source contient, en outre, de l'acide carbonique libre, dont il a paru inutile de déterminer la quantité, parce qu'une partie de ce gaz s'est dégagée, pendant l'intervalle de temps écoulé entre la récolte de l'eau et son examen. »

4° Analyse de M. de Marigny (1854).

Le travail de M. de Marigny (1) a porté sur l'eau des deux réservoirs, séparément. En voici les résultats comparatifs :

	MARABOUT.	BASSIN.
Eau	1,000 gram.	1,000 gram.
Chlorure de sodium	26, 5000	24, 1581
— de magnésium	0, 3262	0, 0699
Carbonate de chaux	0, 1000	0, 1500
— de magnésie	0, 0756	0, 0833
Sulfate de chaux	2, 8281	2, 4474

(1) MONITEUR ALGÉRIEN du 15 juin 1855.

Sulfate de magnésie	0, 1876	0, 4228
Oxyde de fer............	0, 0200	0, 0200
Silice....................	0, 0150	0, 0100
Poids total des sels.........	30, 0525	27, 3615
Eau.....................	969, 9475	972, 6385

La proportion de sel marin, qui se trouve en solution dans la première de ces eaux, est considérable, puisqu'elle s'élève à 26 grammes, 50 : elle égale ainsi presque celle de la Méditerranée qui est de 30 grammes, 182. M. de Marigny avance qu'elle contient des traces d'iode.

Cette salure, moins prononcée dans la seconde source (*bassin*), ne monte qu'à 24 grammes, 158 (1).

Formation géologique. « La roche d'où sourdent les eaux, dit M. Tripier, est bleue, dure, compacte, à peine effervescente au contact des acides, non siliceuse, veinée de fer carbonaté. Elle paraît établir le passage entre les argiles salifères gypseuses auxquelles les eaux auraient emprunté leurs principes minéralisateurs, et les roches calcaires qui forment les assises supérieures de la montagne. »

---

(1) Le travail de M. le Dr Payn ne reproduisait que l'analyse de M Tripier et deux autres expertises, fort différentes quant aux résultats, dues à de premières recherches de MM. Simonnet et de Marigny. En nous renseignant près de ces habiles chimistes, nous avons pu nous convaincre que leurs opérations antécédentes avaient porté sur des eaux de provenance douteuse. Depuis, mis en possession d'echantillons legitimes des eaux d'HAMMAM-MELOUANE, ils ont procédé à de nouvelles experiences et obtenu les chiffres que nous donnons, chiffres tres-voisins de ceux de M. Tripier. Enfin, nous avons été assez heureux pour nous procurer une note de M. Flageollot et pouvoir la joindre à nos autres termes de comparaison.

Ces quatre analyses se corroborent les unes les autres, sous les rapports les plus importants, ceux qui concernent la nature et la quantité des sels renfermés dans l'eau de la source. M Tripier seul et M de Marigny, signalent en plus, l'un des indices d'arsenic, l'autre des traces d'iode. Il est vivement à désirer que la recherche de ces principes soit continuée de manière à nous fixer définitivement sur leur existence réelle. (A B.)

M. l'ingénieur des mines Flageollot (1) s'exprime ainsi sur le même objet : « Les eaux chaudes d'Hammam Mélouane surgissent du sol, à la rencontre du terrain néocomien et d'un terrain qu'on a regardé jusqu'ici comme le terrain crétacé supérieur.

« D'abord précipité de l'atmosphère et répandu sur le terrain néocomien, le produit des pluies s'infiltre à travers des couches bouleversées et y descend très profondément.

« Trouvant une issue au contact des couches presque verticales qui constituent la base du terrain crétacé supérieur, les eaux remontent à la surface du sol, portées à une température de 40°, par les roches avec lesquelles elles ont été en rapport à leur plus grande profondeur.

« Le terrain néocomien renferme des calcaires contenant une proportion de chlorure de sodium assez élevée pour que ce sel vienne former des efflorescences à la surface de ces roches. Il est donc très probable que c'est en traversant ces couches que les eaux d'*Hammam Mélouane* se sont chargées du sel marin qu'elles tiennent en dissolution.

« La présence des sulfates est due à une autre cause. Quelques couches marneuses du terrain néocomien renferment des pyrites de fer en cristaux infiniment petits. A la surface du sol, l'action oxydante de l'atmosphère les transforme en sulfate de fer qui, lui-même, est converti, à son tour, en sulfate de chaux et de magnésie, par les carbonates de chaux et de magnésie qui entrent dans la composition de toutes les couches de ces terrains.

« Cette transformation de sulfate de fer en sulfate de chaux et de magnésie, se fait avec dégagement d'acide carbonique dont une partie dissout des carbonates et peut être une petite quantité de phosphate de chaux, tandis que l'autre partie reste en dissolution dans l'eau.

(1) L'administration ayant mis à notre disposition les études de M Flageollot, nous ne pouvons mieux compléter le travail de M. Payn, qu'en y intercalant, textuellement, le rapport du savant ingénieur   (A. B.)

« La présence de la silice dans la source, est elle due à des infusoires, ou plutôt ne provient-elle pas de la silice soluble qui se trouve mise en liberté, quand le sulfate de fer réagit sur les calcaires argileux, pour se transformer en sulfate de chaux et de magnésie ? »

§ 3 — Action thérapeutique. — Mode d'administration.

Action thérapeutique. — Les sels qui entrent dans la composition des eaux d'Hammam-Mélouane, se retrouvent aussi dans d'autres sources *thermales salées* de France et d'Italie. Je citerai, parmi les plus conformes, *Bourbonne les-Bains* dans le département de la Haute-Marne, *Balaruc* dans le département de l'Hérault, et *Lucques* en Italie, à douze kilomètres de Florence. Ces eaux *chlorurées simples* (1), sont fort vantées dans les cas de goutte, arthrite, rhumatismes, chlo-

---

(1) En Algerie, les eaux salines sont aussi representees, d'une maniere remarquable, par les bains d'Hammam-Rir'a (province d'Alger), ceux de la Reine (province d'Oran), et d'Hammam-Meskoutine (Province de Constantine) Tous les trois accusent, sous le rapport de leurs principes mineralisateurs, de grandes ressemblances ; ils ne diffèrent que par les quantites relatives de ces mêmes elements Notons cependant que l'arsenic, à peine entrevu dans l'eau du Marabout d'Hammam-Melouane, a ete signale, pour la première fois, par M. Tr pier, dans celles d'Hammam-Meskoutine, et que MM O Henry et E Millon y ont depuis constate, à plusieurs reprises la presence de cet element.

Ce qui distingue plus specialement l'eau dont nous nous occupons c'est l'abondance du sel ainsi que des autres matières salines qu'elle renferme, comparativement aux precedentes et à plusieurs sources renommées par leur salure, soit en France soit a l'etranger. D'après le tableau suivant, on trouve, pour un kilogramme d'eau de :

Nauheim............ . 31,434 de sels, dont 27,333 de chlorure de sodium
HAMMAM-MÉLOUANE 29,428 — 26,350 —
Hombourg (Source de
l'Empereur) .... 18,523 — 16,021 —
Soden .... 12,671 — 10,898 —
Balaruc............. 9,080 — 6 802 —
Bourbonne .... 8,000 — 6,005 —
Bains de la Reine (Oran) 6,050 — »» —
Niederbroon (B -Rhin) 4,784 — 3 070 —
Hammam-Rir'a .... 2,060 — »» —

Ainsi, Hammam-Melouane est presque aussi riche en salure, que Nauheim, et le sel marin constitue, à lui seul les 6/7mes de ses principes actifs.

(A. B.)

rôse, engorgements abdominaux, principalement du foie et de la rate.

Nous avons rapporté déjà le grand usage que les Maures et les Juifs d'Alger faisaient des eaux *thermales salines* d'*Hammam-Mélouane*, pendant la belle saison de l'année. Si leur grande confiance dans ce moyen de traitement, — comme pour toute autre médication d'ailleurs, — découle chez eux, plutôt d'une foi superstitieuse que d'une conviction scientifique impossible à exiger des *tobba* musulmans, il faut pourtant aussi, dans la célébrité des eaux de Rovigo, faire la part d'une induction réellement fondée sur une longue série de faits pratiques.

L'opinion de M. Méardi sanctionne cette manière de voir. Il avait deux fois accompli le voyage, pour conduire des clients au bain et observer les résultats. La fréquentation des indigènes, les renseignements recueillis directement, grâce à sa connaissance de l'idiôme algérien, les succès constatés chez de nombreux malades, l'avaient rendu partisan enthousiaste d'*Hammam Mélouane*.

Depuis quelques années, beaucoup d'Européens atteints de douleurs, de maladies cutanées, d'affections internes ou externes diverses, s'y sont rendus, et j'ai pu me convaincre personnellement des effets généralement salutaires qu'ils ont obtenus.

Je ne puis oublier, entre autres guérisons vraiment miraculeuses, celles de M. B..., propriétaire à Ben Aknoun, frappé de rhumatismes articulaires, compliqués de rétraction musculaire et de flexion permanente des membres. Depuis plus de six semaines, toutes les médications avaient échoué, et le désespoir du malade, au milieu d'atroces souffrances, allait jusqu'à lui inspirer des idées de suicide. M. Méardi, son médecin, n'hésita pas, malgré les difficultés d'exécution, à conseiller, comme dernière ressource, un transport à *Hammam Mélouane*.

Le voyage fut des plus pénibles. M. B..., porté à bras, tant les chemins étaient impraticables, parvint enfin a gagner le *marabout*. Arrivé au but, il fallut l'y installer sous la tente. Dès le premier bain, m'a-t-il souvent rapporté, il éprouva un soulagemet réel. Au bout de quinze jours, il était tellement mieux, qu'il put revenir chez lui, à cheval.

Je citerai M. L..., notaire bien connu à Alger, qui, atteint depuis longtemps de la goutte, se trouva assez bien de quelques bains, pour pouvoir, au retour, renoncer à ses béquilles, pendant plusieurs mois. Depuis, ses occupations l'ont empêché de reprendre les eaux, et le mal a reparu.

M. P..., riche propriétaire algérien, souffrait cruellement d'une goutte qui datait de quinze ans. Sur mes instigations, il se rend à Rovigo. Au dixième bain, toute douleur avait cessé. Depuis cette époque, la reconnaissance ramène, chaque été, M. P... au marabout. Les accès ne reparaissent plus que bien moins pénibles et à des intervalles très eloignés.

Chez M. C..., ex capitaine de douanes, atteint de dysécie, en même temps que de rhumatismes, l'ouïe recouvrait, pendant quelque temps, sa fonction après chaque bain, résultat important à noter et qui eût été plus complet, si un appareil de douches convenable nous avait permis de mesurer toute l'étendue du remède.

Une femme mariée, sans enfants, atteinte d'un de ces engorgements profonds des organes pelviens, qui ne laissent guère d'espérances de maternité, alla, d'après mes conseils, demander à *Hammam-Melouane*, le soulagement de cruelles douleurs abdominales et lombaires, conséquences de son affection primitive. Douze bains suffirent à la calmer. Six mois après, elle était enceinte. L'acouchement fut heureux. La mère put nourrir un enfant magnifique. L'effet résolutif des eaux a dissipé, sans retour, la cause originelle des souffrances et de la stérilité.

M. le docteur A. Bertherand a aussi enregistré quelques exemples, non moins probants, de l'efficacité et de la promptitude d'action du bain d'*Hammam-Mélouane* ; nous le laissons parler :

« En 1847, M. A..., atteint de rhumatismes, contractés
« dans la profession de boulanger, est prix aux deux genoux,
« avec la plus grande violence : il ne peut plus marcher.
« M. Méardi lui conseille d'aller aux eaux, et il s'y rend non
« sans peine. Au huitième bain, il jette ses béquilles, pour
« ne plus les reprendre. Aujourd'hui, sa santé est robuste et
« parfaite à tous égards.

« La même année, M. B..., ex militaire, était cloué sur
« son lit, par un rhumatisme, particulièrement localisé dans
« les épaules. Il va à Rovigo, et de là, tous les matins, en
« compagnie de M. A..., il se fait porter au marabout, à dos
« de mulet, par le chemin difficile que nous avons décrit. Eh
« bien ! malgré la fatigue nécessairement contraire de ce pé-
« nible voyage, dès la troisième immersion, il se sent si bien,
« qu'il peut se livrer aux exercices favoris de son ancienne
« profession, faire des armes et jouer du bâton. M. B... n'a
« plus vu reparaître ses douleurs, de 1847 à 1854, époque où
« il a été enlevé par le choléra.

« Je pourrais nommer encore l'honorable pasteur D...,
« qui a été au *marabout*, pour une névralgie lombaire, et
« parle de ce voyage avec la plus grande reconnaissance. Dans
« son évangélique charité, il appelle, de tous ses vœux, le
« moment où ce précieux moyen thérapeutique pourra rendre
« tous les services qu'il promet à l'humanité. »

Les eaux d'*Hammam Mélouane* jouissent de propriétés toniques excitantes, à l'instar de toutes les eaux salines à haute
température ; à ce titre on doit attendre beaucoup de leur emploi extérieur contre les arthralgies et toutes les lésions des
systèmes osseux, fibreux et musculaire. Souvent je les ai
prescrites, à l'occasion de rétractions, de cicatrices difformes
et douloureuses, d'ostéodynies, d'ostéites déterminées par des
coups de feu, avec esquilles restées dans les parties. L'action
du bain ou de la douche faisait bientôt sortir les corps étrangers, ou les portions d'os à éliminer.

Dans un pays neuf comme l'Algérie, où les pyrexies intermillentes, intimement liées au défrichement et à l'habitation d'un sol vierge, déterminent aisément la diathèse arthritique, n'est-ce pas une bonne fortune, que l'existence d'une source dont la triple condition de minéralisation, de salure et de thermalité, répond si bien aux indications thérapeutiques les plus pressantes ?

Les indigènes, surtout les juifs, viennent journellement demander à *Hammam-Mélouane* la cicatrisation d'anciens ulcères, de dartres invétérées, de même que la résolution d'anciens engorgements scrophuleux. Si, réellement les eaux salines, conseillées, en France, contre la scrophule, rendent de grands avantages, ne devrait on pas en obtenir de plus signales encore, sous un climat qui, à lui seul, est déjà un si bon modificateur des constitutions lymphatiques et strumeuses ?

On comprend pareillement que les eaux du *Marabout*, administrées à l'intérieur, doivent être efficaces dans les embarras gastriques, les obstructions. J'ai vu plusieurs cas de gué rison d'engorgements spleniques, consécutifs à des pyrexies rebelles ou récidivées ; des œdèmes aux pieds et aux jambes disparaissaient, quelquefois, avec une rapidité vraiment surprenante. J'ai aussi employé l'eau, tant à l'intérieur qu'en bains de siège, et je la conseillerai surtout, dans la chlorôse, la suppression des menstrues et les néphrites passives.

Mode d'administration. A l'intérieur, il convient de boire, le matin, à jeûn, à la source même, deux, trois ou quatre verres progressivement, en observant entre eux un intervalle de quelques minutes. Si l'estomac ne pouvait supporter l'eau, prise ainsi à l'état naturel, il faudrait la couper avec une légère décoction d'orge ou la coiffer de lait.

A l'*extérieur* on peut prescrire le bain, le demi-bain, la douche.

L'immersion dans le bain entier nécessite quelques précautions, pour les personnes pléthoriques, par exemple, chez lesquelles l'excitation thermale *sui generis* de l'eau provoquerait, dans certains cas, des congestions sur l'encéphale ou les

poumons. Elles n'y plongeront que lentement et successivement les diverses parties du corps. Les mêmes inconvénients
ne seraient plus à craindre avec le bain de siége ; une plus
haute température devra même être utilisée, pour certaines
paresses ou atonies des organes abdominaux et pelviens.

A un bain d'une durée de vingt minutes environ, succède
ordinairement une prostration marquée, due à la chaleur élevée de la piscine, autant qu'à celle de l'eau, causes actives de
déperdition par la sueur. On se relève facilement de cet affais-
sement, en ingérant une boisson légèrement stimulante, durant ou après le bain.

On ne prolongera pas l'immersion au-delà d'un quart
d'heure, pendant lequel j'ai toujours fait maintenir, avec avantage, des compresses d'eau froide sur le front. Inutile de recommander aux baigneurs de n'aborder la piscine ou la baignoire, que trois heures au moins après le repas. Dans une
de mes excursions au *marabout* de *Sidi-Soliman*, un jeune
homme qui m'accompagnait en touriste, s'étant trop brusquement jeté dans l'eau, éprouva, à sa sortie, un violent crache-
ment de sang, pour lequel je fus obligé de pratiquer une sai-
gnée sur place.

La douche, dans les conditions actuelles, n'a malheureusement pas pu être appliquée, de telle sorte qu'on puisse juger
sa puissance. Nous n'avons guères vu que couler la source, de
sa hauteur naturelle sur les membres affectés, sur les malades
plongés dans la piscine ou assis sur ses bords. Evidemment,
l'effet obtenu ne saurait entrer en ligne de compte ; on a trop
à attendre d'une installation convenable.

Le nombre des bains à prendre ne paraît pas devoir être
considérable. Nous avons toujours vu l'amélioration survenir
après la septième ou huitième séance. Reconnaissons, néanmoins, que notre observation n'a été ni assez longue, ni assez
exacte pour décider une question qui est toute du domaine du
temps et de l'expérience.

§ 4. — Projet d'etablissement thermal.

Dès le mois d'août 1850, frappé des avantages que l'emploi des eaux d'*Hammam-Mélouane* ne manquerait pas de procurer à la santé des valétudinaires de l'Algérie et à la prospérité de sa colonisation, nous adressâmes à M. le Préfet du département d'Alger, un mémoire sur l'opportunité d'étudier, pour la décréter ensuite, la concession des sources à l'industrie privée. Ce travail reposait sur les considérations suivantes :

I. — L'espace de terrain occupé par le *marabout* et le *puisard*, se développe sur une étendue de 150 mètres de longueur environ, sur 20 et 30 de largeur variable. Il permettrait donc de construire sans recourir à de grands terrassements ; les bâtiments s'élèveraient longitudinalement et parallèlement à l'Harrach. Derrière eux, sur le versant de la montagne, on disposerait les hangars, écuries et locaux accessoires, les promenoirs, ainsi que le jardin potager indispensable aux besoins de l'exploitation.

II. — Quelques travaux d'assainissement seraient nécessaires pour assurer l'écoulement des eaux et faire cesser les cloaques nauséabonds qui, actuellement, transforment le site en un petit marécage dont on ne supporterait pas longtemps, sans danger, les émanations. Ces améliorations faciles une fois opérées, rien n'autorise à douter de la salubrité des bains, dans de bonnes cónditions d'installation, bien entendu. *Hammam Mélouane* est, en effet, placé tout à fait en dehors des foyers d'impaludation de la plaine et protégé, par les flancs élevés de la gorge où il s'abrite, contre les vents nuisibles.

III. — Les montagnes voisines et les ravins qui les découpent multiplieraient, à portée des baigneurs, les moyens de se promener, de changer d'air et de varier les points de vue.

IV. — L'eau de l'Harrach n'est point potable, on le sait, et ne pourrait servir qu'aux usages grossiers de la buanderie et de la propreté générale. Mais, à moins de quatre cents mètres du *bassin*, il existe deux petites fontaines douces, excellentes, dont il serait très aisé d'amener les produits au centre de l'établissement.

V. — Le sentier qui, de Rovigo, conduit aux eaux chaudes, est un chemin muletier primitif, inaccessible aux voitures. Or, comme les bains ne se prennent que dans la bonne saison, il sera toujours aisé de s'y rendre à cheval, à mulet, en cacolet, ou même en litière, en attendant l'ouverture de la voie carrossable définitive, susceptible de devenir tête de route d'une grande communication entre la plaine et le plateau de Médéah.

VI. — En dehors des bâtiments à construire et dont les architectes auront à déterminer le plan, en raison des besoins présumés et des ressources affectées à leur réalisation, l'organisation balneïque, proprement dite, me paraît exiger quelques indications. A mon avis, on ne devrait rien sacrifier du marabout tel qu'il est. Il faudrait seulement le réparer et y annexer des réservoirs pareils à celui qui existe déjà, organiser des tuyaux pour les douches, et une fontaine pour les buveurs.

VII. — Pour tous les travaux, le four à chaux, installé depuis longtemps à l'entrée de la gorge, serait d'une grande ressource, la pierre à bâtir se trouve abondamment sur les lieux, on n'aurait donc que les frais d'extraction à débourser.

VIII. — Quant à la somme à appliquer à une semblable création, elle aurait pour limites l'importance présumée de son affectation, purement particulière ou officielle en même temps, selon que les administrations militaire et départementale useraient d'*Hammam-Mélouane*, en y envoyant les employés, les militaires et les indigents qui se rendent aujourd'hui, fort onéreusement pour l'Etat, aux eaux thermales de la métropole. Une semblable mesure, si elle était adoptée, serait en même temps une économie réelle pour le Trésor, et une subvention favorable au succès d'une exploitation digne de tous les encouragements.

§ 5. — Contre-projet. — Nécessité d'amener les eaux d'Hammam-Melouane à ROVIGO.

Par le Docteur A. BERTHERAND.

Les conclusions de la notice intéressante qu'on vient de lire, adressées à l'autorité départementale, sous forme de mémoire, provoquèrent la nomination d'une commission d'enquête sur l'opportunité des propositions du docteur Payn. Cette commission, présidée par le chirurgien en chef de l'armée, M. le Dr GUYON, assisté de MM. les Drs *Léonard* et *Millon*, de l'ingénieur des mines, M. *Flageollot*, confirma, en 1851, les données principales du travail qui lui était soumis. Elle émit, toutefois quelques restrictions.

« De la disposition naturelle des lieux, est il dit dans le rapport, résulte la possibilité d'y installer les constructions nécessaires à un établissement thermal...... mais, en dehors du sol destiné aux bâtiments, il ne serait pas possible de trouver le moindre espace à consacrer à un lieu de promenade. Il n'y aurait plus de libre, pour cet usage, que le lit de la rivière, rendu impraticable aux piétons par les sinuosités sans nombre qu'y décrivent des eaux torrentueuses, par les galets et les fragments de roches qui l'encombrent.....

« Les pentes escarpées qui, de chaque côté de ce site, s'élèvent perpendiculairement à une grande hauteur, interdisent à la vue tout horizon lointain, et en feraient un véritable désert de pierres, si une végétation vierge et assez active n'en variait l'aspect, en le rendant moins sévère. Dans l'esprit du voyageur

qui ne stationne que quelques heures au milieu de cette nature tourmentée, il peut s'opérer un saisissement qui le pas-
sionne vivement ; mais de telles impressions, émoussées par
un séjour prolongé, ne tarderaient pas de faire place à une
monotonie bientôt suivie d'ennui...

« Il est encore une circonstance que l'on peut considérer
comme un inconvénient grave, c'est l'excessive chaleur qui se
concentre dans ces gorges, à certaines heures du jour, particulièrement pendant la saison où l'on se soumet à l'usage des
eaux. . »

La commission signale, enfin, les difficultés relatives à l'ouverture d'une route carrossable, la nécessité de faire venir
l'eau potable, de plus d'un kilomètre de distance, etc., etc.

Le 9 mars 1836, M. de Dax, conseiller du Gouvernement,
à Alger, chargé de faire un rapport sur les meilleures conditions d'exploitation de la source d'*Hammam-Mélouane*,
sollicita le concours officieux de M. l'ingénieur Hardy et le
mien, pour examiner la question sur les lieux mêmes.
Nous nous rendîmes donc au marabout de *Sidi Soliman*.
Après avoir étudié, dans le parcours de Rovigo à la source, les
difficultés d'une voie carrossable qu'il faudrait conquérir à
grands frais sur le lit torrentueux de l'Harrach, et assurer au
prix de travaux d'art dispendieux, l'inspection attentive du
site ne nous laissa aucun doute sur l'impossibilité d'édifier là
des constructions convenables, au double point de vue de l'espace et de l'hygiène balnéologique.

Ainsi, le plateau qu'arrosent les deux principales fontaines
ne mesure pas au delà de 25 mètres de largeur, sur une longueur de 150 mètres. Son élévation, presque de niveau avec
le lit de la rivière, le rend en partie submersible pendant un
grand tiers de l'année, ce qui rétrécit d'autant ce terrain d'alluvions palustres.

L'emplacement, d'ailleurs, est si perpendiculairement encaissé dans la montagne, que la vue s'y trouve immédiatement
bornée de la manière la plus monotone. De grands terrasse-

ments seraient nécessaires pour transformer en promenades accessibles les berges escarpées qui l'entourent.

Ajoutez à cela que la gorge de l'*Harrach*, froide et humide l'hiver, constitue l'été, par l'échauffement de ses murailles rocheuses, une véritable cheminée d'appel qui attire dans son sein les émanations marématiques de la plaine.

De prime abord donc, la question d'exploitation *sur place*, des eaux d'*Hammam-Mélouane*, semble devoir se résoudre par la négative.

C'est sous une impression analogue à la nôtre, sans doute, qu'un des rapports précités avait proposé, dans ses conclusions, d'élever auprès du bain actuel, des constructions restreintes et provisoires, à titre d'*essai* seulement. A nos yeux, une telle installation rendrait plus prépondérantes encore les conditions locales déjà si contraires, et l'avenir d'*Hammam-Melouane* courrait grand risque d'y être définitivement compromis.

Heureusement, la nature chimique des sources laisse entrevoir la possibilité d'opposer à ces obstacles un remède qui a été appliqué avec succès à l'aménagement de plusieurs thermes de la France et de l'étranger. Je veux parler du *transport de l'eau* à une certaine distance de son point d'émergence.

Entre le bourg moderne de *Rovigo* et l'entrée des gorges de l'*Harrach*, sur la rive droite, l'Atlas présente une pente douce et ondulée, légèrement inclinée vers le Nord, riche plateau de verdure et de pâturages d'où l'œil embrasse le plus magnifique horizon. A droite, la baie d'Alger ; en face, le *Sahel*, depuis la *Maison Carrée* jusqu'au *Tombeau de la Chrétienne* ; à gauche, les montagnes de *Chenoua*, du *Zakkar* et de *Mouzaïa* ; au centre, le magnifique bassin de la *Métidja*, avec ses *haouch*, ses *orangeries*, ses *palmiers*, ses *villages*, reliés entr'eux par un vaste déploiement de belles routes vicinales. Ici, plus de marécages, plus de rochers circonscrivant la place, plus de tirant d'air concentrant, dans un entonnoir fermé, les vapeurs morbigènes pompées aux bas-fonds d'alentour,

Deux ou trois kilomètres, à peine, de route à déblayer, sur une terre végétale, au lieu de onze kilomètres à ouvrir et à protéger incessamment, dans la ravine tourmentée d'un torrent. Du *marabout* au lieu que nous venons de décrire, le trajet mesure environ huit kilomètres par le chemin muletier ; mais les eaux étant amenées par une voie plus directe, leur parcours n'excéderait pas, dès lors, six kilomètres. Maintenant, ce transport peut-il se réaliser sans danger pour la composition et la thermalité de la source? Evidemment l'intérêt principal de la question est là.

A priori, il faut eviter avec soin toute manœuvre susceptible d'amener une perturbation quelconque dans la constitution d'une eau minéralisée. Car celle ci possède une manière d'être, j'allais dire une *vie* propre, que ni la physique ni la chimie ne sauraient expliquer, mais que la pratique démontre de la manière la plus évidente. Un baigneur boit sans difficulté et même avec avantage, dans sa journée, pendant une saison, de deux à quatre litres d'une eau minéralisée ; il ne saurait le faire, avec la même eau mise en bouteille et transportée.

Mais ces effets de la migration varient essentiellement, selon la nature des principes constitutifs de l'eau. Autant le contact de l'air, le frottement dans les canaux, doivent inspirer des craintes pour l'intégrité d'une eau *carbonatée acidule,* par exemple, aussi bien les mêmes appréhensions peuvent-elles être écartées quand il s'agit d'une source dont les éléments sont relativement plus *stables,* ainsi que cela existe pour les eaux *salines, chlorurées* et *sulfatées* particulièrement. Sous ce premier rapport, le transfert que nous proposons, pour *Hammam Mélouane,* ne rencontre pas beaucoup d'objections. A Gastein (Autriche), on fait voyager, du point d'émergence à une distance de deux kilomètres, une eau minérale qui se débite à *Hof-Gastein,* aussi active qu'à la source. En Suisse, l'eau de *Pfeffers* est amenée à un mille environ, jusqu'à *Ragaz,* dans des tuyaux de bois, et cela sans inconvénient, malgré l'imperfection du système de conduite. En France, aux *Eaux-Bonnes*, à *Saint Honoré*, à *Saint-Laurent les-Bains*, des circonstances topographiques ont nécessité des migrations d'eau a ciel ouvert ou dans des tubes fermés, depuis trois et quatre jusqu'à six kilomètres, sans avoir atténué la thermalite de plus d'un degré.

Tout récemment, la compagnie fermière de Vichy, voulant mettre à la disposition des malades l'eau ferrugineuse de la *source des Dames*, près *Cusset*, la fit arriver jusqu'à la *buvette* de l'établissement, au moyen de conduits appropriés, sur un parcours de près de deux *kilomètres*. Appelée à juger les résultats de cette opération délicate, la commission des *eaux minérales* de l'*Académie* de *Médecine* déclare, par l'organe de son savant rapporteur, M. O. Henri, le 8 avril 1856, « que, pendant le trajet, l'eau a perdu un peu de son gaz acide carbonique, mais que ses principes salins ne sont pas modifiés d'une manière appréciable, et qu'il y a tout lieu d'espérer pareille immunité pour les effets thérapeutiques... »

En admettant que, dans un voyage souterrain égal ou supérieur au plus long de ceux que j'ai cités, nonobstant toutes les précautions dont on l'entourerait, l'eau d'*Hammam-Mélouane*, à raison de sa température élevée (42°), dût nécessairement subir une perte notable de son calorique, les moyens ne manqueraient pas de le lui restituer, intégralement et en parfaite sécurité. Tout le monde sait qu'à cette heure, dans nombre d'établissements thermaux, lorsque l'eau ne possède pas un degré de température assez élevé pour le service des bains, on la chauffe, à l'aide de serpentins, à travers lesquels circule de la vapeur d'eau. Ce système s'adapte surtout, sans le moindre dommage, aux eaux salines *sulfatées* et *chlorurées*. Remarquons, d'ailleurs, que prenant son point de départ à plusieurs kilomètres, en amont, dans le ravin de la montagne, le tube de transport aurait nécessairement une pente très inclinée. L'eau y voyagerait donc avec une vitesse favorable à la conservation de sa thermalité. J'ignore, au juste, les moyens prati-

ques dont l'art dispose pour protéger la conduite d'une eau chaude, à travers un terrain de température inférieure. Mais il me
semble qu'on amoindrirait notablement la soustraction du calorique, en employant un systeme double de tuyaux. Le tube exte-
rieur, empêcherait d'abord la contiguité du milieu réfrégérant.
Puis, ne pourrait-on pas remplir d'étoupe soupoudrée de pous-
sière de charbon ou de tout autre corps mauvais conducteur, un
certain intervalle ménagé entre les deux tuyaux, de manière à
empêcher leur contact immédiat et augmenter l'isolement ?

Un mot encore, touchant la portée financière du projet que
je défends. De l'avis des ingénieurs, on dépensera deux cent
mille francs, pour construire, de Rovigo au Marabout, une
route dont l'entretien annuel ne coûtera pas moins de vingt
mille francs. Par contre, les travaux de conduite n'exigeraient
pas la moitié de cette somme. Le chemin pour aller à l'établissement, réduit à trois kilomètres, deviendrait facile et peu
dispendieux.

Je n'ai pas la prétention d'avoir résolu seul et en dernier
ressort, une question aussi complexe ; heureux si j'ai contribué pour ma faible part à appeler l'attention sur un élément
de richesse auquel se rattachent tant d'intérêts divers !

Oïoun-Sekhakhna, dans la Bou-zarria,

Au Frais-Vallon, à 3 kilomètres d'ALGER

Par le Docteur A. BERTHERAND, Medecin Principal de l'armee (1).

§ 1er. — Historique. — Légende. — Topographie.

Le nom d'*Oïoun-Sekhakhna* (ou *Sekhouna* : fontaines chaudes) s'applique en même temps à un canton du Fahs (banlieue d'Alger, et à une petite rivière qui l'arrose. Les indigènes appellent ce ruisseau *Meracel*, dans son cours moyen, *Grichte* à son embouchure. Il y avait là autrefois, paraîtrait-il, deux sources tièdes, taries depuis longues années.

Au-dessus du café maure d'*Oïoun Sekhakhna*, tout près d'*Ain Sidi Amer*, se trouve la chapelle de *Sidi Medjber*, marabout vénéré des musulmanes d'Alger, et dont le véritable nom était, dit on, *Djebbar*. Une tradition encore conservée, bien qu'en voie de se perdre, recommande aux femmes divorcées, qui veulent retrouver un mari, de faire trois voyages à cet endroit privilégié. Le résultat, assure la légende, n'a jamais déçu le vœu des pélerines.

Les eaux *ferrugineuses alcalines carbonatées*, dont nous allons nous occuper, sont-elles les restes actuels d'anciennes éruptions, refroidies par le temps ou déviées par les convulsions géologiques de la *Bou-zarria* ? Sans se prononcer témérairement pour l'affirmative, on admettra volontiers, peut-être,

(1) Un arrête du Prefet d'Alger, en date du 22 août 1855, a institue une commission composée de MM. PELISSIER, conseiller de Prefecture, PRESIDENT, A. BERTHERAND Medecin principal, RAPPORTEUR, VILLE Ingénieur des Mines, MILLON Pharmacien Principal, SIMOUNET, Pharmacien en Chef de l'Hôpital Civil, pour etudier la source d'OIOUN-SEKHAKHNA. Cette notice reproduit presque textuellement le travail présenté à la commission par son Rapporteur.

que les propriétés martiales, toniques, de ces sources, entraient pour beaucoup dans les bénéfices conférés par la merveilleuse fontaine aux veuves bientôt consolées et en quête de nouveaux hymens.

Quoi qu'il en soit, lorsqu'au sortir de la porte *Bab el Ouâd*, vous êtes arrivé, par la route du faubourg, jusqu'au grand ravin au milieu duquel s'efforce de naître la *Cité Bugeaud*, tournez brusquement le dos à la mer, vous avez, en face, la poudrière. De la base du mamelon qu'elle couronne, et de chaque côté, un chemin, aux contours multipliés, s'élève dans le massif de la *Bou-zarria*. Ne quittez pas la rampe Est, la moins escarpée et la plus courte aussi des deux : en quelques minutes, elle vous aura conduit à l'entrée du *Frais-Vallon*.

A partir de ce point, la scissure de la montagne se resserre, entre deux berges de plus en plus escarpées, retraite ombreuse et paisible, toujours abritée, comme l'indique son nom, des ardeurs du soleil. Un ancien sentier arabe, rendu carossable par de récents terrassements, sans que la hache et la pioche en aient trop mutilé la voûte verdoyante, sillonne à mi-côte le flanc gauche de ce coin de nature suisse, qu'on dirait avoir été transplanté, d'un seul bloc, des *Alpes lépontines* au fond d'une anfractuosité du *Sahel algérien*.

Bientôt, à 2,300 mètres d'Alger, environ, la voie s'abaisse et s'arrête brusquement, dans un défilé si étroit, que la place semble avoir manqué pour continuer le déblai. Un café indigène, de construction mauresque, avec une fontaine à ses pieds, borde l'Oued, presque sec, l'été, et qui gronde, l'hiver, en franchissant la cascade, au-devant d'un moulin.

Trois arêtes montagneuses, séparées par d'abrupts ravins, bornent tout-à coup l'horizon. Un sentier sinueux escalade perpendiculairement le versant, derrière l'usine. Après une ascension assez pénible, mais qui heureusement ne dure pas au-delà de quelques minutes, se présente l'entrée d'une petite villa arabe. C'est l'avenue directe et naturelle d'*Oioun Sekhakhna*; on n'en serait plus qu'à 300 mètres, si le respect de

la propriété n'obligeait a faire un détour qui double presque
la distance.

Enfin, nous voici rendus au bout d'un jardin couvert d'o-
rangers, de grenadiers, de figuiers et d'amandiers. Là, sourdent, plusieurs sources d'eau commune, filtrant librement à
travers le gazon et le sable, ou encaissées dans des bassins.
L'une d'elles, renfermée sous un petit marabout, d'où elle
coule dans un puisard, se distingue par son isolement particulier et l'espèce de préférence qui lui a visiblement été ac-
cordée. Une construction en maçonnerie la protège, enfoncée
dans les dernières assises du rocher qui surplombe, et rien
n'indique qu'on ait cherché plus profondément le point d'é-
mergence de l'écoulement.

§ 2. — Constitution géologique. — Proprietes physiques. — Débit.
Analyse chimique

Constitution géologique. — « Le terrain·d'où l'eau s'é-
chappe » dit M. de Marigny (1), est formé d'une roche connue
sous le nom de mica-schiste, très feuilletée et se délitant très
facilement ; aussi la surface du sol, entièrement bouleversée,
ne présente-t-elle partout, aux regards, que des blocs détachés et roulés dans toutes les directions : c'est presque l'image
d'un terrain recouvert par des éruptions volcaniques.

« Au milieu du schiste se trouvent intercalés des bancs de
granit porphyroïde, dont les détritus jonchent également le
sol. Le feld-spath de cette roche s'y montre en fragments,
d'un blanc mat et terreux, empâtés avéc des noyaux de
quartz blanc translucide.

« Le bouleversement, dont je viens de donner une très faible
idée ne permet que bien difficilement d'apprécier l'inclinaison

---

(1) En l'absence de M. Ville, empêché, M. de Marigny, manipulateur au
laboratoire des Mines d'Alger a ete chargé de l'etude geologique de la
source

et l'allure des couches de mica-schiste ; cependant, sur le
flanc droit du ravin, à côté de la source minérale, la roche
est entièrement à nu ; on peut y reconnaître que les couches
ont une inclinaison de 40 à 45°, du Nord vers le Sud, et se
dirigent de l'Est à l'Ouest. »

Propriétés physiques. — La source d'*Oioun-Sékhakhnd*,
émané du centre de l'argile et des détritus de la roche micacée,
eu un mince filet qui laisse, dans le déversoir, un léger dépôt
ferrugineux, de couleur ocracée caractéristique. Du resté, l'eau
est froide, très limpide, sans odeur, non gazeuse, incolore,
d'une saveur vive et fraîche, bien qu'on y distingue, en la
buvant pour la première fois, un très faible goût, *sui generis*
de nature styptique. Visitée le 17 août 1855 (1) dans l'après-
midi, sa température était de + 17 degrés, centigrades,
celle de l'air ambiant accusant + 23 degrés à l'ombre. Cette
température de la fontaine, d'après les renseignements recueillis, varie peu aux diverses époques de l'année.

Débit. — Mesuré le même jour, le produit de l'eau a donné
un litre en 34 secondes, soit 105 litres par heure, et 2520 par
jour, ce qui répondrait à une consommation possible de 12
à 1500 litres, à boire directement à la source, entre le lever
et le coucher du soleil.

L'été de 1855 ayant été très chaud, peut-être faut-il attribuer
à la grande sécheresse de toute la contrée, la petite jauge obtenue lors de notre examen, d'autant plus que l'écoulement
augmente, assure-t-on, chaque année, à la fin de l'hiver.
M. de Marigny pense qu'il serait dangereux de fouiller la roche,
pour aller à la recherche, très hypothétique d'ailleurs, de nouvelles eaux. En effet, les terrains stratifiés et très inclinés,
comme ceux dont il s'agit, donnent aux infiltrations une
grande facilité de s'échapper à des niveaux inférieurs. C'est
ainsi que l'on remarque, en suivant la pente de ces ravins, un

(1) Au nom de la commission d'examen, par MM. Pélissier, Millon,
Simounet et nous

graud nombre de petites sources et de suintements. Dans tous les cas, une roche, aussi feuilletée et disposée à se déliter, ne permettrait de faire une exploration analogue qu'avec la plus grande circonspection.

Analyse chimique. D'après M. Millon (1), dans un litre d'eau, on trouve les sels suivants :

grammes.

Chlorure de sodium..........	0, 314
Sulfate de soude............	0, 046
Carbonate de soude.........	0, 061
Carbonate de chaux..........	0, 099
Carbonate de magnésie.......	0, 075
Carbonate de protoxide de fer .	0, 007
Silicate de chaux (Si O, Ca O).	0, 030

à l'état de bi-carbonate.

« Comme l'eau n'a pu être recueillie au point d'émergence, les gaz n'ont pas été analysés.

« Le résidu, provenant de l'évaporation de 40 litres d'eau, ne contenait pas trace d'arsenic, de cuivre, ni d'iode.

« A 50°, l'eau devient louche ; au-dessus de cette température, elle se trouble encore davantage, et, par l'ébullition, elle donne un dépôt d'un blanc jaunâtre, dans lequel les réactifs décèlent de suite la présence du fer ; toutefois, en employant des appareils convenables, tels que des serpentins, où circulerait de la vapeur d'eau, il serait facile de la rendre assez chaude pour les bains tièdes.

« Par l'évaporation, la silice se précipite avec la chaux ; les carbonates de chaux, de magnésie et de fer se précipitent aussi ; restent les chlorure, sulfate et carbonate sodiques, dans la partie soluble. Il s'ensuit, qu'en mettant à part toute discussion théorique sur le partage qui se fait, au sein d'une dissolution, entre les acides et les bases, le tableau précédent donne une idée assez exacte des réactions les plus saillantes de cette eau.

---

1 Moniteur Algérien, du 5 Novembre 1855

« La décomposition de l'eau commence au sortir même de la source, ainsi que le témoigne la matière ocracée qu'elle dépose. Ce résidu, dans lequel on n'a pu découvrir l'arsenic, contient du fer peroxidé.

« L'eau conservée dans des bouteilles louchit au bout de deux ou trois jours ; il ne tarde même pas à s'y former un dépôt ocreux, et ce phénomène s'observe dans les vases pleins et parfaitement clos, aussi bien que dans les vases ouverts ; mais sa marche est lente, et, au bout de huit jours, on retrouve encore dans l'eau, les trois quarts du fer qu'elle contenait primitivement.

« S'il est préférable de la boire à la source, on peut néanmoins espérer d'en conserver les propriétés essentielles, sans affaiblissement prononcé, en la transportant et la gardant deux ou trois jours... »

§ 3 — Proprietes medicales. — Mode d'administration
Indications therapeutiques

Proprietés médicales. — Lorsque l'on fait usage, pour la première fois, de l'eau du *Frais-Vallon,* on est impressionné aussitôt du goût agréable, vif et frais, en un mot, du sentiment marqué de *bien-être* qu'elle détermine dans la bouche. Il semble, de prime abord, que la souree possède une *vertu désaltérante, spécifique,* à laquelle elle doit d'apaiser la sécheresse et l'éréthisme des muqueuses bucco-pharyngiennes. Deux principes particulièrement actifs se distinguent parmi les agrégats chimiques que l'analyse décèle, ce sont : le *carbonate de soude* et le *carbonate de protoxide de fer,* l'un et l'autre à l'état de *bicorbonate.* Un seul de ces deux sels suffirait pour assigner à *Oïoun-Sekhakhna* un rang dans la famille des eaux *minérales;* leur réunion l'introduit, d'emblée, dans la catégorie des sources froides, *alcalines, ferrugineuses, carbonatces, simples.* L'acide carbonique, qui tient les sels en dissolution, est en quantité trop restreinte, pour lui mériter le nom d'*acidule.*

Sans doute, le carbonate de soude et le carbonate de protoxide ne se trouvent ici, qu'en proportion très faible. Mais, du moins, leurs effets ne se contrarient pas, ainsi qu'on l'observe souvent dans les eaux minérales très sulfatées. Le sulfate de chaux confère bien, à ces dernières, des propriétés astringentes et styptiques, ordinairement plus actives ; mais il les rend, en revanche, crues, lourdes et indigestes. L'observation démontre, qu'entre toutes les eaux minérales ferrugineuses, les eaux *carbonatees* sont celles qui produisent, le plus rarement, les crampes d'estomac.

Non-seulement les deux principes de notre source, le carbonate alcalin et le carbonate ferrugineux s'y associent parfaitement, mais ils y existent encore très favorablement unis aux sels de toutes les sources communes, précisément à ceux regardés comme les éléments salutaires d'une bonne eau de fontaine. Tels sont les bi-carbonates de chaux et de magnésie, le chlorure de sodium et le sulfate de magnésie : « Si bien » dit M Millon, « qu'en retranchant le fer et l'alcali, qui « introduisent dans la source des qualités caractéristiques « précieuses, elle resterait encore une des meilleures eaux « potables. »

Au sein de cet ensemble remarquable de principes si bien appropriés entr'eux, le fer se présente sous la forme préférée par les médecins, la plus difficile aussi a préparer artificiellement et surtout à conserver intacte, le *carbonate de protoxide.*

Avec un poids double de ce sel, l'eau deviendrait déjà peu agreable au goût ; une proportion sextuple, lui donnerait la saveur styptique, acerbe de l'encre. Remarquons d'ailleurs qu'un préjuge, issu de l'ignorance vulgaire en hydriatrie, a pu, seul, faire exclusivement augurer de l'efficacite des eaux, d'après la *proportion absolue* de leurs principes minéralisateurs. C'est là une erreur contre laquelle protestent simultanément la théorie et l'expérience. Quand on veut obtenir

d'une eau d'autres effets que ceux de *l'excitation* mécanique
sur les surfaces en contact, de la *purgation* ou de la *révulsion*,
son activité est bien moins représentée par les résultats nu-
mériques d'une minutieuse opération de laboratoire, que par
les conditions favorables d'assimilation des éléments et les
quantités réellement absorbées. Sous ce rapport, combien de
fois advient-il que tel principe, essentiellement salutaire en
lui même, ne fait que *traverser* le tube digestif, et demeure
impuissant, parce qu'à côté de lui, dans l'eau qui le renferme,
un excès de substances terreuses provoque toutes les phases
de l'indigestion et empêche le travail physiologique des muqueuses d'opérer sur la portion réellement utile du menstrue ?
Les eaux des Pyrénées, si actives et si recherchées, ne contiennent généralement pas plus de deux à trois décigrammes
de matières solides par litre. C'est qu'il y a bon nombre de cas
pathologiques dans lesquels les petites doses seront toujours
préférables ; et, au total, l'emploi rationnel des eaux ne peut
être que lent et progressif. Les exigences actuelles de la société et le besoin des affaires, la briéveté des saisons hydrothérapiques, l'éloignement des sources, font seuls précipiter
et abréger leur usage.

D'autre part encore, tandis que l'on porte généralement une
attention trop absolue sur les principes minéralisateurs qui
dominent dans une eau, les éléments latéraux préoccupent
peu, ou sont même totalement négligés. C'est un tort ; car
ces derniers peuvent réagir sur les autres, avec assez de force
pour les dénaturer et changer, en définitive, complètement la
forme du médicament, tel qu'il avait été entrevu d'abord. Le
mérite d'un *bon assortiment* de matériaux — ainsi que cela
existe pour la source d'*Aïoun-Sekhakhna* — doit donc être
pris en grande considération.

Les éléments constitutifs des Eaux minérales opèrent, dit
M. Patissier, « mêlés, combinés, dans les conditions où la
« nature les a réunis ; et, de leur action réciproque, résulte
« nécessairement une force médicatrice différente de celle

« que chacun possède dans son état distinct et isolé. » Il y a dans ces agrégats médicamenteux, à côté d'un agent qui prime les autres, des adjuvants et des correctifs, comme il en entre dans les formules de notre pratique quotidienne. Qu'y a-t-il d'étonnant, en dernière analyse, si les *sources ferrugineuses* produisent des effets supérieurs à ceux de toute autre préparation, et cela, avec des doses de fer, qui, au premier coup d'œil, passeraient presque pour insignifiantes ?

Mode d'administration. — 1° *Intérieurement*, l'eau d'*Oïoun Sekhakhna* doit être ingérée, comme celles de même espèce, à doses progressives, d'un demi-litre à deux litres, bus, le matin, à la source, ou puisés dans des vases dont la provision, incessamment renouvelée, ne datera pas de plus de deux ou trois jours.

Selon les circonstances et les indications, on pourra en même temps la substituer complètement à l'eau commune, pour les besoins de la table. Mélangée au vin, elle n'en altère sensiblement ni le goût, ni la couleur. Une bonne manière de la boire est, sous forme de *limonade*, à l'orange ou au citron. Elle fournit alors une boisson suave et très tempérante, bien moins altérable et disposée à aigrir promptement, par la chaleur, que la limonade préparée avec l'eau ordinaire.

2° *Extérieurement*, des douches, lotions et injections locales conviendront, dans certains cas de douleurs, dermatoses et catarrhes accessibles à une médication topique, directe. On l'utilisera de même, pour diverses plaies et lésions cutanées, de nature ulcéreuse, etc.

Des bains tièdes, pris à *Oïoun-Sekhakhna* — si l'installation le permettait — contribueraient beaucoup au succès du traitement général et satisferaient d'ailleurs maintes exigences spéciales qu'il peut comporter.

On pourrait enfin, employer avantageusement, en applications locales externes, les sédiments salins et ferrugineux qui se déposent au fond du récipient de la fontaine.

Indications thérapeutiques. — Durant une période de près

de huit mois, j'ai distribué à mes malades, tant en ville que dans les salles de l'hôpital militaire du Dey, environ *deux mille* litres d'eau du *Frais-Vallon*, et je crois pouvoir résumer, comme suit, les résultats de mon observation.

Usage externe. — La voix publique, dans le quartier d'*Oïoun-Sekhakhna*, gratifie la source d'une puissance effective de cicatrisation des plaies et de détersion des ulcères. Cédant à un de ces indices populaires, qui expriment presque toujours une certaine valeur d'observation pratique consacrée par le temps, j'ai appliqué l'eau en compresses et en lavages sur différentes solutions de continuité ou affections du système cutane, en traitement dans mon service à l'hôpital du Dey.

Ces manœuvres topiques ont généralement amélioré les plaies et les ulcères blafards dûs à des diathèses cachectiques, variqueuses et surtout scorbutiques. D'après ce que j'ai entrevu encore, des lotions analogues conviendraient aussi à quelques groupes de dermatôses, d'origine scrophuleuse, dont l'humidité, l'efflorescence dépendent d'un relâchement et d'un manque de vitalité de la peau.

Usage interne. — La source d'*Oïoun Sekhakhna* fournit une boisson excellente pour les gens bien portants, mélangée ou non avec le vin, en mangeant et hors les repas. Pendant les chaleurs énervantes des soirées d'août et de septembre 1855, j'ai constaté, par des témoignages multipliés et par moi-même, qu'un verre de cette eau pure, désaltérait d'une manière plus prompte et plus durable que beaucoup d'autres liquides acidulés, dont on se sert communément, pour apaiser la soif, la secheresse ou l'empâtement de la bouche.

Chez les individus affaiblis après un long séjour dans les localités insalubres, affectés primitivement d'un excès de lymphatisme ou d'engorgements consécutifs, chez les vélétudinaires aux prises avec cette lenteur de convalescence qui caractérise les habitudes paludeennes et diarrhéïques, cette eau indépendamment du plaisir que les malades éprouvent à la prendre, restaure l'économie sans l'irriter, relève graduellement,

sans secousses, l'action digestive, tonifie et équilibre les fonctions.

Dans la période ultime de ces états diathésiques, marasme,
fièvre hectique, qui marquent la fin de certaines degénérescen-
ces thoraciques ou abdominales, alors que les malades ont
épuisé la série de toutes les boissons, et ne trouvent plus goût
à rien, pour satisfaire leur besoin de boire, presque constamment l'eau d'*Oïoun-Sekhakhna* opère une véritable sédation, non-seulement de la muqueuse buccale, mais encore de
l'organisme entier.

Sous son influence légèrement excitante, les gastralgies
s'améliorent, les selles dérangées par d'anciens troubles de la
digestion s'élaborent mieux et se régularisent. L'appétit a-t il
été enrayé, par les formes de l'embarras gastro-intestinal, si
variées et si fréquentes en Algérie ? L'eau du Frais-Vallon suffira
souvent, seule, à rappeler l'énergie des fonctions stomacales,
déprimées par l'influence persistante d'une température hypos-
thénisante. Si le dérangement est plus complexe, elle prend
sa place utilement, après les éméto-cathartiques pour parfaire
l'œuvre des évacuants. Ici, ses indications sont les plus précises, ses effets les plus sûrs.

Dans les cas de chlorose, je l'ai vue, en quelques jours, rappeler, chez une jeune fille de 22 ans, la menstruation interrompue depuis plus de trois mois. Prescrite, pour des symptômes moins prononcés, langueur, congestions passives de
l'appareil utérin, leucorrhée, dysménorrhée, épuisement
suite d'abus vénériens, cachexies syphilitiques ou mercuriel-
les, elle ranime les fonctions paralysées et ramène au type
normal la qualité du sang menstruel.

Plusieurs filles de service employées l'été, à *Oioun-Sekhakhna*, ont été étonnées, dit on, de ce que leurs règles parais-
saient deux fois par mois, et cela, avec tous les signes ex-
térieurs d'une parfaite santé. Il est permis d'attribuer cette
modification singulière à l'usage abondant et exclusif de la
source ferrugineuse.

« Mais, l'eau du Frais-Vallon, dit M. Millon, contient aussi
« du bi-carbonate de soude, associé aux bi-carbonates de ma-
« gnésie et de chaux. A ce titre, il convient d'augmenter en-
« core ses indications : elle devient éminemment propre à
« combattre la gravelle et les phlegmasies chroniques des reins
« et de la vessie. » Les expériences que j'ai pu entreprendre,
dans cette direction thérapeutique, ne sont pas assez nombreuses, elles n'ont été suivies, ni assez loin, ni assez métho-
diquement surtout, pour me faire consigner ici plus que des
espérances.

§ 4. — Conclusions.

Sans prolonger, avec trop de complaisance, l'énumération
des vertus que nous a révélées la source d'*Oïoun-Sekhakhna*,
dans un examen clinique nécessairement restreint et incomplet ;

Sans appeler immédiatement sur elle tous les profits d'une
efficacité universelle et d'une vogue reténtissante ;

Sans attendre non plus la sanction que semblent promettre,
un jour, à nos appréciations sommaires, un emploi médical
immédiat, plus varié, plus étendu, et surtout une consommation d'eau, supérieure à celle qui a servi à notre expérimentation ;

Nous croyons pouvoir, dès à présent, formuler les corollaires suivants :

1° La source d'*Oïoun-Sekhakhna*,

Par son heureuse composition, ses propriétés démontrées
déjà, et applicables notamment à diverses circonstances pathologiques inhérentes au climat africain ;

Par sa proximité urbaine ;

Offre désormais à la ville d'Alger les bienfaits d'un agent
précieux, au double point de vue de l'hygiène et de la médecine.

Comme *moyen hygiénique*, elle fournit une eau potable, que

nous appellerons *de luxe*. Par elle, la partie aisée de la population pourra, moyennant une dépense modique, s'abreuver journellement, pendant l'été, d'une eau usuelle infiniment meilleure que celles des fontaines publiques.

Comme *moyen médical*, elle constitue une richesse, ne fût-elle que locale, richesse ambitionnée par toutes les villes, et qui doit contribuer à l'agrément et à la prospérité de la capitale de l'Algérie.

2° Il est à désirer que l'exploitation de cette source soit bientôt autorisée et réglementée.

3° La constitution chimique, prompte à se décomposer, de l'eau, demande que son administration ait lieu de préférence sur place, ou, tout au moins, que son transport en ville, soit aussi accéléré et aussi facile que possible ; malheureusement, le mauvais état du sentier qui relie la source au chemin carossable du *Frais-Vallon* ne répond pas du tout à ces deux exigences.

4° Dans cette situation, il importerait qu'une route praticable aux voitures fût percée, sur une lacune qui n'excède pas 700 mètres de parcours.

L'eau se trouverait, ainsi seulement, accessible et exploitable. Un débouché nouveau serait ouvert au sein d'un canton fertile de la banlieue d'Alger, et l'avenue, déjà si pittoresque du *Frais-Vallon*, gagnerait un complément d'autant plus opportun, que les lieux de promenade publique manquent réellement au voisinage de la ville.

En raison de ces avantages, on ne saurait trop insister pour que les administrations, plus directement préposées à la satisfaction et à l'essor des intérêts locaux, secondent, de tout leur pouvoir, le propriétaire actuel de la source, dans l'établissement d'une voie carrossable, d'*Oïoun-Sekhakhra* au moulin du *Frais-Vallon*.

Hammam-Rir'a, près Miliauha.

PROVINCE D'AIGER

Par M. le Dr LELORRAIN, Medecin aide-major de 1re classe.

§ 1er. — Considerations preliminaires

Le touriste que la curiosité conduit à *Hammam Rir'a*, au milieu des ruines d'une ville Romaine, célèbre par ses Thermes, le malade qui vient demander la santé à ces sources abondantes, le médecin appelé, par devoir, à faire une station à l'*Établissement des Eaux-chaudes*, ne peuvent, en arrivant sur la montagne qu'il occupe, se défendre d'une première impression pénible.

Involontairement, la pensée reporte aux sources minérales de la France et de l'étranger. L'imagination retrace à l'esprit ces sites variés, tantôt majestueux, grandioses, tantôt sombres et terribles, souvent agrestes et champêtres, où la nature et l'art ont déployé toutes leurs splendeurs. Ces souvenirs s'animent de la foule élégante, des salons eclatants de lumières, des soirees et des fêtes, des distractions sans nombre qui, pour ne pas guérir, seules, aident du moins à oublier la souffrance.

Ici, le silence et la solitude ! Une construction thermale des plus modestes, des ruines, quelques tentes disséminées aux environs et que viennent dresser des familles juives, plus loin de rares gourbis, à l'ombre desquels s'abritent des arabes. Pendant la saison des eaux, vous rencontrerez de pauvres militaires, la plupart éclopés, s'acheminant, avec peine, le long des mille sentiers qui sillonnent au hasard la colline. Ou bien, les aboiements d'un chien annoncent un chasseur fanatique, que n'arrêtent ni les ardeurs solaires, ni les ravins, ni les forêts, ni les fatigues d'une course laborieuse, dans ce groupe de montagnes, partout coupées de gorges profondes.

Et cependant, sur cette terre d'Afrique, incessamment désolée depuis tant de siècles, le paysage ne le cède en rien pour la fertilité du sol, la beauté et la variété des sites, au plus grand nombre des localités privilégiées que recommandent des Thermes fastueux. Des sources abondantes et variées, d'un accès facile, sourdent, à peine etudiées, au cœur même de la province d'Alger, à une distance presqu'égale de trois villes importantes. En l'absence de documents officiels, qui devraient nous fixer avec précision, point de guides, sinon des opinions individuelles, contradictoires, le plus souvent erronées, où la superstition et les préjugés se confondent avec quelques aperçus vagues, quelques lambeaux d'analyse obscure. Comment ne pas regretter l'oubli, du moins l'indifférence, vis-à-vis de ces *Eaux-chaudes* , qui jadis imposèrent leur nom à une ville romaine florissante, et dont la réputation, accrue de tout le prestige inséparable du merveilleux et de l'inconnu, s'est perpétuée, d'âge en âge, jusqu'à nos jours, au sein des populations indigènes !

§ 2. Topographie. — Histoire

Les eaux chaudes d'*Hammam-Rir'a*, quelquefois aussi appelées *Hammam-Mélouane* par les Arabes, sont situées à vingt-six kilomètres de Mil'anha, à cinquante de Cherchell, à soixante de B'lida (1), non loin de la route nouvelle qui relie ces villes, et dans une des contrées les plus agrestes et les plus tourmentées de la province d'Alger.

Elles s'échappent du versant Sud-Est d'une montagne dont la hauteur mesure six cents mètres au dessus du niveau de la

---

(1) Un service regulier de diligences entre Miliauha et B'lidah, rend le voyage d'Hammam-Rir'a rapide et aisé On laisse la route au pied du côteau, et un chemin praticable aux voitures conduit, par de gracieux circuits, à la porte de l'etablissement

mer, et qui se détache, par une gorge profonde, des collines
voisines. Au-dessus s'élance, à quinze cents mètres, le piton
aigu du Zakkar, dominant tous les autres pics de ce massif de
soulèvements.

La montagne a, pour base principale, une roche calcaire
formée des dépôts successifs et ascensionnels laissés par les
eaux. Elle présente toutefois des assises argileuses, du grès,
du silex, que recouvrent des terrains marneux.

Son élévation, comme celle de tout le chaînon qui constitue
le petit Atlas, se rapporte, sans aucun doute, au système
nommé *soulèvement lent.* Cette opinion est confirmée par l'absence complète de traces volcaniques et par le silence des géo-
graphes, des historiens et des voyageurs anciens. En effet, ils
ne font mention d'aucune éruption dans le groupe des montagnes de la Mauritanie. Toutefois, les sources d'eaux thermales se rencontrent généralement dans les lieux où il existe des
foyers volcaniques, et les nombreux tremblements de terre
qui, chaque année, agitent la montagne, paraissent indiquer
l'existence d'un de ces foyers souterrains se dirigeant du Sud-
Est vers le Nord.

La partie supérieure de la colline présente un vaste plateau incliné, comme elle, vers le Sud-Est ; là s'élevait une ville
romaine à laquelle les *eaux chaudes* avaient donné leur nom,
Aquæ Calidæ. Des restes de murailles, d'énormes blocs de
pierres taillées, des débris de colonnes, de chapiteaux, de por-
tiques, les ruines d'un temple et de thermes, de nombreuses
pierres tumulaires qui ont conservé leurs inscriptions, etc.,
attestent encore aujourd'hui la prospérité et la puissance de
cette cité. Sa fondation paraît remonter à 52 ans après J.-C.,
sous le règne de Tibère ; elle se rattachait à la ligne de dé-
fense à laquelle on doit l'établissement de *Miliânha* ; peut-
être la richesse des sources thermales qui jaillissent des flancs
sud du coteau sur le versant, l'avait-elle transformée en l'un
de ces lieux de plaisance que l'on peut comparer à nos stations
balnéiques modernes de France et surtout d'Allemagne, Vichy,

Baden, Hombourg ; il est aisé d'en circonscrire le périmètre et l'étendue : assurément des fouilles pratiquées avec soin mettraient à jour de nouvelles découvertes (1).

On y aurait songé déjà, si nos musées n'étaient pas si_riches en antiquités romaines, et si ces ruines n'appartenaient pas à la période impériale, c'est-à-dire de décadence. Tout autour de cet éparpillement de pierres, se voient d'autres ruines, aussi éparses et plus informes. Il est fort difficile de les classer et de dire si ce sont les restes de forts détachés ou de maisons de campagne.

On n'a point retrouvé les débris des aqueducs, par lesquels arrivaient les eaux prises à la rivière, ni la route qui descendait dans la vallée et se dirigeait sur Milianah, ni les communications d'*Aquæ-Calidæ* avec les ports de la Côte. Il y a lieu d'être étonné d'une absence aussi complète d'indices, quand on se rappelle la solidité monumentale que les Romains donnaient à leurs travaux. On ne peut que se livrer à des conjectures : il est probable qu'une route militaire, franchissait, par un trajet direct, les montagnes interposées entre *Aquæ-Calidæ, Tipasa* et *Cesarœa*, en suivant à peu près le tracé de la route muletière qui conduit de nos jours à Marengo. Des sentiers, ou plutôt des chemins, trop larges pour avoir été pratiqués par les Arabes, semblent confirmer cette opinion.

Quoiqu'il en soit, les édifices somptueux que les Romains élevaient partout où ils rencontraient des sources minérales, leur passion pour les bains, dont on peut se faire une idée par la description qu'en a laissée Vitruve, nous obligent à reconnaître, même par ces ruines et ces débris informes, l'importance et la splendeur de la ville d'*Aquæ-Calidæ*, qui fut le rendez-vous général des malades et amateurs des bains, à l'époque où florissaient *Cesarœa, Tipasa, Icosium*, etc. Aujourd'hui ce plateau est cultivé par les Arabes de la tribu des

______

(1) Le gardien de l'etablissement a trouvé, il y a trois ans, cinq medailles ou pièces de monnaie , il les a données au général qui, à cette epoque, commandait la subdivision

Beni-Menad, la charrue passe au milieu de debris, que l'insouciance des indigènes a respectés, et que les nouveaux habitants enlèvent, pierre par pierre, pour construire de chétives baraques.

La partie inférieure de la colline offre un sol plat, et forme une vallée étroite, favorable à la culture, arrosée par l'*Oued Hammam* qui, 10 kilomètres plus loin, se réunit à l'*Oued Benian* et prend le nom d'*Oued-Jer*. Cette rivière torrentueuse inonde la vallée pendant la saison des pluies et conserve, pendant l'été, de l'eau qui paraît provenir de sources nombreuses issues dans son lit même.

Sur le versant, s'étalent des champs de blé et d'orge, des prairies naturelles, des massifs boisés où dominent le figuier, l'olivier, la vigne sauvage et quelques bouquets de roseaux et de lauriers-roses.

Plus loin, vers le Sud, on découvre une forêt magnifique, qui semble vouloir donner un démenti à Salluste *(arbori infecundus ager)*, et où l'on voit s'elever, au milieu des buissons de lentisques, le chêne vert, le pin, le caroubier, le myrte et d'autres espèces. Enfin, non loin des sources, vers le Sud-Ouest, existe une mine de cuivre que les travaux de sondage ont mise à découvert. Les recherches se poursuivent encore sans qu'il soit possible d'affirmer que le minerai soit assez riche pour en motiver l'exploitation.

Ce site est l'un des plus beaux de la province : la vue se repose sans fatigue sur un paysage varié, elle se perd, d'un côté dans la vallée où serpente l'*Oued-Hammam*, jusqu'au petit village de *Bou Medfa*, que l'on aperçoit au loin, assis à mi-côteau près de son marabout : de l'autre, elle vient se briser sur la masse sombre du *Zaccar* et les collines cultivées ou boisées qui s'en détachent pour former la gorge profonde interposée entre nous et la colonie de *Vesoul Benian*. On respire là un air pur et doux ; l'élévation de la montagne met à l'abri des émanations paludéennes nées des débordements de la rivière ; on y jouit d'une température à peu près égale ; les brises de mer, que n'arrête aucun obstacle, apportent matin et soir une fraîcheur qui tempère les chaleurs de l'été. Des essais de plantations de platanes ont parfaitement réussi et donnent l'espoir que des plantations nouvelles, des travaux de défrichement et de culture, des irrigations bien entendues, l'aménagement et la distribution convenables des eaux, aujourd'hui perdues, transformeront cette colline en l'un des plus riants séjours de l'Afrique. La nature semble avoir accumulé tous les éléments nécessaires à cette brillante métamorphose. Par quelle singulière destinée, certaines localités moins heureusement partagées sont-elles appelées à prospérer ? Quel génie y conduit la foule, lorsqu'auprès des eaux chaudes d'*Hammam-Rir'a* le malade ne trouve pas même une misérable masure pour s'abriter ? Inconcevable abandon, et de la part de l'administration et de la part de l'industrie privée !

§ 3. Etablissement thermal.

L'établissement thermal appartient au Ministère de la guerre : situé sur le flanc de la montagne, aux deux tiers de sa hauteur, il a été construit sur les ruines d'anciens thermes romains. L'existence de piscines garnies de magnifiques dalles polies, la découverte d'une muraille en ciment romain ne laissent aucun doute à cet égard.

L'installation se compose de trois bâtiments rectangulaires, parallèles, exposés au Levant, à rez de chaussée simple et d'une sévérité d'architecture propre aux édifices élevés par le Génie militaire. Le premier renferme les logements des officiers de santé et d'administration, la pharmacie, la dépense, la cuisine et autres dépendances ; le second est affecté aux malades ; c'est une assez belle salle qui peut contenir 40 à 45 lits : les baigneurs civils y sont admis et traités aux frais de l'administration des hôpitaux, mais on comprend que les militaires dominent ; dans le troisième bâtiment, se trouvent les piscines et l'appareil à douches.

Les piscines, au nombre de trois, belles, spacieuses, assez

commodes, peuvent recevoir facilement plus de vingt baigneurs. Mais les abords en sont trop resserrés, la circulation n'est pas assez libre pour le service des bains et pour les malades appelés, en grand nombre, à faire usage des eaux à la même heure. Ces piscines remplissent d'ailleurs les conditions voulues ; l'eau s'y renouvelle sans interruption, le bain ne subit aucune variation de température, les principes minéraux se présentent aussi abondants qu'à la source ; le malade peut exécuter des mouvements, et même se-livrer à une utile gymnastique. Elles réclament cependant une amélioration indispensable ; les baigneurs supportent difficilement, au début, la température élevée des sources ; il serait donc très avantageux d'avoir la facilité d'abaisser cette température, soit en suspendant momentanément l'arrivée des eaux ; soit, ce qui serait à la fois plus incommode, plus difficile et moins favorable, en fesant intervenir dans le bain, de l'eau minérale refroidie à l'avance.

L'appareil à douches se compose d'un réservoir en bois doublé de zinc, d'où l'eau s'échappe par trois robinets ; la source qui alimente ce réservoir, est située en dehors du bâtiment, que l'eau traverse dans toute sa longueur, par un conduit appliqué contre le mur. Cet appareil est incomplet ; l'eau arrive au réservoir avec une température inférieure, par suite de la perte éprouvée pendant ce long trajet ; la source fournit un filet si mince que je n'ai pas encore vu la caisse se vider par le tube destiné à verser le trop plein ; enfin, l'eau y séjourne plus ou moins de temps, et tend constamment à se refroidir. En outre, le jeu de l'appareil est défectueux : à mesure que la caisse se vide, la pression est moindre, et la douche perd rapidement de sa force, d'autant plus que le jet est fixe, invariable et qu'il est impossible d'en graduer le volume et la hauteur.

La construction des bains de vapeur réclamerait aussi des modifications radicales. A l'extrémité Sud du bâtiment des bains, deux cabinets reçoivent l'excédant des piscines. Celles-ci, alimentées par un écoulement constant, se déchargent dans un conduit commun dirigé sous la boîte qui doit renfermer le malade. Non-seulement ces eaux ont perdu de leur calorique par leur séjour dans les piscines et pendant ce court trajet ; mais les conduits sont placés beaucoup trop au-dessous du siège et, quoique j'aie cherché à modérer la fuite de l'eau et à en élever le niveau, par une sorte d'écluse, les malades ne cessaient de greloter dans leur boîte. J'ai renoncé à prescrire des bains de vapeur. La même eau sert, du reste, à enlever les matières fécales des latrines attenantes à ces cabinets qui exhalent une odeur insupportable.

Je signalerai enfin l'absence de baignoires isolées pour les malades qui ne peuvent se rendre aux piscines, ou qui, trop faibles, ne supporteraient pas la température élevée des sources, et auxquels l'atmosphère humide, chaude et chargée de vapeurs ferait éprouver une syncope. J'aurais encore à indiquer d'autres améliorations, mais je m'arrête à cette description rapide de l'établissement militaire ; bientôt, j'aime à le croire, cette construction toute provisoire, sera remplacée par un édifice plus complet, lorsque les thermes auront pris, dans l'opinion des médecins et les habitudes des malades, le rang et l'importance que leur assignent la variété et l'abondance des sources.

§ 4. — Sources.

Les eaux thermales d'*Hammam-Rir'a*, s'échappent des flancs de la montagne et du plateau qui la couronne, par dix à douze sources : elles proviennent probablement des terrains primordiaux et forment une nappe très large ou très profonde, à en juger par l'énorme quantité qu'elle fournit, mais dont je n'ai pu mesurer l'étendue. Elles sourdent d'un calcaire d'eau douce qui constitue la base de la colline et, après avoir traversé les couches de terrains tertiaires, elles arrivent à la surface du sol par des fissures naturelles. Cette disposition explique la différence de température des sources ; elles perdent pendant ce trajet souterrain et sinueux une partie de leur calorique, pour se mettre au niveau de température des couches les plus superficielles et de l'atmosphère. C'est également pendant ce trajet que, se faisant jour à travers des terrains remplis de minéraux, de sels, etc. qu'elles dissolvent, elles se chargent des principes auxquels elles empruntent leurs vertus médicinales. Il est impossible d'indiquer l'endroit précis où se forment ces combinaisons.

Les eaux minérales d'*Hamman Rira* ne possèdent pas toutes les mêmes éléments et les mêmes propriétés thérapeutiques. Les unes, plus abondantes, peuvent être comprises dans la classe si variée des eaux *salines;* les autres, réduites à deux sources, dissolvent des composés de fer et doivent, par conséquent, être rangées parmi les eaux *ferrugineuses*.

§ 5. — Eaux chaudes salines.

Ces sources sont nombreuses et je ne doute pas que des travaux de sondage ne fissent découvrir de nouvelles eaux jaillissantes, si l'abondance de celles qui existent aujourd'hui n'excluait toute crainte pour leur avenir.

Trois fontaines alimentent les piscines de l'établissement : deux sortent au même niveau, et à deux mètres de distance d'une roche calcaire sur laquelle est assis l'un des murs du bâtiment. La première jaillit verticalement d'un puits assez profond, c'est la plus abondante : sa température est de 45 à 46°, elle donne à peu près 4,200 litres par heure (1). La seconde s'échappe horizontalement ; sa température est de 42 à 43° elle jauge 1,560 litres par heure; la troisième plus élevée et moins riche, se rend dans le réservoir à douches ; elle n'a que 40° et fournit 250 litres.

Il existe une quatrième source qui s'échappe, à fleur de terre, au fond de la piscine inférieure, près du mur de séparation et que je n'ai aperçue que vers le mois de mai 1856 ; elle pa-

___

(1) Ces mesures ne sont pas rigoureuses, elles ont été prises avec un bidon de contenance approximative.

raît aussi copieuse que la seconde source qui se déverse dans
la piscine réservée aux officiers.

Si l'on quitte les thermes pour prendre le sentier qui conduit dans la vallée au Sud de l'établissement et rejoint la nouvelle route de Miliauah, on découvre, à 250 mètres, une source
cachée par des massifs de lauriers roses, et qui s'échappe de
terre horizontalement ; sa température est de 44°. Cette eau
chaude, assez abondante, ne paraît pas avoir été utilisée ; il
n'existe là aucune trace de maçonnerie : depuis, on a creusé
un bassin grossier qui sert à baigner les chevaux, ânes ou
mulets atteints d'engorgements des extrémités inférieures.
Du côté opposé, en remontant vers le Nord, à 250 mètres,
une nouvelle source s'échappe horizontalement d'un terrain
calcaire, et se perd après un court trajet, dans un bassin carré qui présente des traces de maçonnerie et que le gardien de
l'établissement a mis en état de servir. Cette source, l'une des
plus riches, a, au point d'émergence 50 à 51° et dans le récipient, 44° ; du reste, l'eau qui s'écoule du réservoir n'est pas
en rapport avec la quantité qu'il reçoit et tout fait supposer
qu'une partie sort de terre, dans le bassin même, dont le fond
est caché par des boues noirâtres : agitées, celles ci laissent dégager de nombreuses bulles de gaz sulfhydrique. Cette piscine
est spécialement réservée aux Arabes. Le Génie militaire se
propose, dit-on, de construire là un bâtiment dans le style
mauresque, pour les besoins des indigènes.

En parcourant le plateau, on rencontre plusieurs autres
sources de même nature, moins importantes, qui n'ont pas
été dégagées, et qu'il serait facile, par quelques travaux d'aménagement, de conduire à l'établissement, si celles que nous
avons décrites ne suffisaient largement et au-delà à la consommation actuelle.

La plupart des sources sont postérieures à l'établissement d'*Aquæ-Calidæ* ; il est probable que chaque secousse
de l'un des tremblements de terre si fréquemment éprouvés dans la montagne, déchire violemment les roches et ouvre

les terrains qui contiennent les eaux souterraines. Elles trouvent ainsi par des fissures nouvelles des issues qu'elles envahissent pour se précipiter à la surface du sol. Ces commotions ont également fait disparaître d'autres sources, ou leur ont donné une direction nouvelle.

Propriétés physiques (1). — Ces eaux minérales sont chaudes, incolores, claires et d'une limpidité peu ordinaire, leur odeur, presque nulle, devient sensible quand on agite le verre, elle est alors nauséeuse : par le refroidissement elle se prononce davantage. Leur saveur paraît douce comparée à celle de l'eau froide prise à une source voisine ; lorsqu'elles sont froides, elles acquièrent un goût piquant, aigrelet et légèrement sulfureux. Leur densité est de 1,0029 prise à la balance et comparée à celle de l'eau distillée.

Elles dissolvent faiblement l'eau de savon et ne tardent pas à la précipiter, par le repos, sous forme de flocons caillebotés : impropres à la cuisson des aliments secs qu'elles durcissent, elles peuvent servir à cuire la viande ; mais le bouillon leur emprunte un goût aigrelet que lui donnent, du reste, les eaux des sources voisines et celles de la rivière.

Les sources thermales d'*Hammam-Rir'a* déposent, sur les bords des bassins et des conduits, une matière verte végéto-animale très abondante qui se développe à la surface de l'eau sous l'influence des rayons lumineux. Cette matière, décrite sous le nom de *barégine* de *Tremella Thermalis* se rencontre dans la plupart des eaux chaudes. Au-dessous, on trouve un second dépôt blanchâtre qui se durcit et prend l'aspect du plâtre trempé dans l'eau ; il semble formé de sels de chaux. Cette substance se solidifie, revêt les conduits d'une couche

---

(1) Je dois la plus grande partie de ce paragraphe et du suivant à l'obligeance de M Duplat, pharmacien en chef à l'hôpital militaire de BLIDA, qui fit, il y a plusieurs années, une analyse scrupuleuse des eaux-chaudes. Il a bien voulu me communiquer un memoire inedit où j'ai largement puise ; à l'époque ou ce travail fut composé, les sources ferrugineuses n'etaient pas connues.

épaisse de 7 à 10 centimètres: elle acquiert une dureté telle que l'on pourrait la confondre avec la crépissure des murs. En parcourant les sentiers de la colline, on rencontre des veines blanchâtres assez profondes, traces manifestes du passage des eaux. Ce dépôt se condense très rapidement par le refroidissement, il est susceptible de prendre l'empreinte des objets que l'on laisse séjourner dans les bassins et de former, comme certaines sources incrustantes du Puy-de-Dôme et de Clermont-Ferrand, en particulier, des dessins que l'on appelle improprement des pétrifications.

La température des eaux n'a pas varie pendant notre séjour à l'établissement ; il est assez difficile de s'assurer si la quantité fournie par les sources augmente ou diminue à certains moments de l'année. Le gardien m'a souvent affirmé que, pendant la saison des pluies, les sources deviennent sensiblement plus abondantes ; comme les pluies sont généralement sans influence sur les eaux thermales, on ne peut attribuer ce phénomène ascensionnel qu'a la pression exercée par la rivière aux époques, où elle couvre la vallée de ses eaux, aussi remarquables alors par leur volume que par leur impétuosité.

Les tremblements de terre assez fréquents, qui agitent la montagne, rendent les sources plus abondantes ; les eaux se troublent, charrient des sables, deviennent boueuses et prennent une odeur sulfureuse des plus prononcées ; nous avons été témoin de ce phénomène. Le 6 juin, vers 7 heures 20 m. du matin, une secousse de quelques secondes, accompagnée d'un bruit analogue au roulement d'une voiture, s'est fait sentir dans la direction du Sud-Est, vers le Nord. Quelques heures après, les eaux avaient perdu leur limpidité, sans éprouver de changement de température.

Propriétés chimiques. — Les eaux ne paraissent pas avoir une action bien manifeste sur le papier de tournesol, sec ou humide, cependant elles ramènent au bleu, mais lentement, ce papier préalablement rougi par un acide très-faible (une

goutte ou deux de vinaigre dans un verre d'eau (1)). Par l'é-
vaporation, elles laissent déposer une poudre blanche.

L'eau de chaux n'a donné lieu à aucun précipité.

Le sous-acétate de plomb et le chlorure de Barium ont produit dans ces eaux, bouillies et non bouillies, un précipité
blanc, insoluble dans l'acide acétique.

L'ammoniaque et le phosphate de soude ont décélé la présence de la magnésie.

L'acétate d'ammoniaque précipite en blanc, et le précipité,
qui augmente par le repos, a également lieu dans l'eau bouillie
et non bouillie.

Le sulfhydrate d'ammoniaque et la noix de galle, en poudre
ou en teinture, sont sans action.

Le chlorure de platine ne donne aucun précipité.

Traitée par l'azotate d'argent, cette eau donne un précipité
qui se colore en violet foncé, par son exposition à la lumière
solaire. Cet effet tient, selon Berzélius, à la présence d'une
substance organique.

Lorsqu'on a remué la vase qui se dépose constamment au
fond des bassins, on voit se dégager, en quantité, des bulles
formées par l'acide sulfhydrique. Ce gaz, recueilli sous une
cloche, offre en effet tous les caractères de l'hydrogène sulfuré. Il se forme par la décomposition de la matière organique charriée. M. Fontan a démontré que cette matière était
composée de deux parties, savoir : une gelée blanche, inodore et inaltérable, et une matière sulfureuse blanche ou
brune, se présentant sous forme de filaments membraneux ou
penniformes. Elle se décompose très-rapidement sous l'influence d'une température de 44°, et de cette décomposition
résulte l'acide hydro-sulfurique, qui se dissout dans l'eau,
mais qui ne tarde pas à s'en dégager, en raison de la tempé-

____

(1) Cette reaction n'est pas indiquee dans le memoire de M. Dupla
elle était connue de mon prédecesseur qui, dans une note inseree dans
les MÉMOIRES DE MEDECINE MILITAIRE, considérait ces eaux comme alcalines et analogues à celles de Vichy

rature élevée ; il en reste une si faible quantité que les réactifs ne peuvent la démontrer (1).

---

(1) La premiere analyse des eaux salines d'HAMMAM-RIR'A est due à
M. Tripier Cet habile chimiste a trouvé, sur 1,000 grammes d'eau

Chlorures	de sodium.................... de magnesium	0.900 gr.
Sulfates	de soude........................ de magnésie................... de chaux.......................	0.100 1.350
Carbonates	de chaux....................... ; de magnesie..................	0.240
	Total.....	2.590

Sur la demande faite a l'Academie de Medecine, par M. le Ministre de
la Guerre, une analyse fut confiée, en 1847 aux soins de M. O. Henry. Ce
travail, opere sur trois bouteilles seulement d'eau d'HAMMAM-RIR'A, n'a
pas permis de rechercher certains principes, tels que : les bromures et
iodures, dont les minimes quantites doivent être constatees à la source
même.

Voici, du reste, le resultat des investigations de M. O. Henry. (EXTRAIT
DU BULLETIN DE L'ACADEMIE DE MEDECINE, T. XII, PAGES 957 ET SUIV.

Eau...		1.000 gr.
Sulfates	de chaux........................ de soude........................ de magnesie.....	1.780
Chlorures	de sodium............... ..... de magnésium.	0.810
Carbonates	de chaux........... .... de magnesie ....:	0.065
Un sel de potasse		non douteux
Silice, alumine		0.040
Matière organique (glairine)		0.087
Nitrates...		Probables ?
Substances fixes................................		2.782
Eau..................., ...		997.218
	Total.....	1000 000

Cette analyse, ainsi que le fait observer M. O Henry lui-même, se rap-
proche beaucoup de celle de M Tripier.   (A. B.)

Analyse par M. Duplat.

Eau.....		1.000	grammes.
Chlorures de { Magnésium........ ...		0. gr.	18512
{ Sodium		0.	21600
Sulfates de { Chaux.........		1.	28600
{ Soude		0.	02800
{ Magnésie.......... ...		0.	02400
Carbonates de { Chaux		0.	20000
{ Magnésie		Traces.	
Silice..		0.	00800
Matières organiques.		0.	33942
TOTAL.		2.	28654

Propriétes médicale. — L'analyse chimique peut déjà
donner une idée des propriétés thérapeutiques des eaux ; mais
à elle seule, elle ne suffit pas, et bien des phénomènes lui échappent. Il est des sources de composition chimique très différente qui produisent des effets à peu près identiques et qui,
employées dans les mêmes affections guérissent aussi rapidement. La plupart des médecins ne consultent que la distance
pour envoyer les malades aux eaux de Barèges ou de Bour-
bonne-les-l'a ns, qui sont loin de représenter les mêmes éléments. La goutte ne disparaît-elle pas aussi bien aux eaux ferrugineuses et salines de Spa, et même à certaines sources
sulfureuses, qu'aux eaux éminemment alcalines de Vichy ? Tous
les médecins attachés aux établissements thermaux des Pyrénées n'ont-ils pas remarqué que les eaux les plus chargées
agissent souvent plus lentement que celles où l'analyse chimique démontre une richesse minérale inférieure ?

Le mécanisme de l'action des eaux minérales est très complexe et très difficile à apprécier : toutefois, je suis porté à
croire que généralement les auteurs n'ont pas compté assez

largement la part d'un agent puissant sur l'économie, le *calo-rique*. Cet élément, très important, selon moi, a été trop négligé pour faire honneur entier de la vertu des eaux, aux seuls éléments chimiques, dont je suis loin, d'ailleurs, de nier l'influence. La chimie nous apprend peu de chose sur l'intervention des produits minéralisateurs, et sait on seulement d'une manière positive si la peau les absorbe? Que le bain soit neutre, acide ou alcalin, les urines donnent une réaction alcaline, et, jusqu'à présent, on n'a pu y constater la présence des substances introduites dans l'économie par la peau : cependant les bains aux eaux minérales sont un des moyens les plus en usage, et peut-être aussi le plus efficace.

Nous sommes mieux éclairés sur l'action du calorique, qui est le type de tous les excitants : il congestionne l'enveloppe cutanée, dirige vers la périphérie tous les mouvements organiques et, par le surcroît d'activité qu'il communique à tous les systêmes, provoque un mouvement fébrile dont on peut à la rigueur mesurer l'intensité. Que devient l'absorption dans le bain, au milieu de cette perturbation générale et en présence de l'impulsion nouvelle que reçoit l'exhalation? L'équilibre de ces deux forces ou fonctions est rompu ; l'absorption est nulle ou à peu-près inerte.

C'est là, si je ne me trompe, le trait d'union qui relie entr'elles les diverses eaux minérales et qui explique cette similitude d'action dont j'ai parlé tout à l'heure.

Je ne m'attacherai donc point à passer en revue les propriétés des diverses substances minérales qui entrent dans la composition des sources salines d'*Hammam Rir'a*, et dont la présence ne peut motiver aucune détermination médicale précise : je commencerai tout de suite la description des modifications qu'elles impriment à l'organisation, par l'examen des phénomènes qui apparaissent sous leur influence. Ils varient selon qu'elles sont prises en *boisson*, sous forme de *bains*, en *boisson* et sous forme de *bains*, tout à la fois.

Eau prise en boisson seulement.

La grande majorité des malades admis à boire les eaux étant atteinte d'affections externes traumatiques ou rhumatismales, je n'ai donc guère eu l'occasion d'étudier l'effet thérapeutique des eaux prises en boisson. Je les ai administrées à deux malades affaiblis par une diarrhée chronique qui durait depuis plusieurs mois (18 mois pour l'un des deux) : enfin j'ai trouvé quelques autres malades qui ont consenti à en prendre pour les expérimenter.

L'eau se boit facilement à la source, sans dégoût et sans provoquer le moindre symptôme du côté des voies digestives, ni nausées, ni vomissement, ni coliques, ni diarrhée. Bien au contraire, son action sur le tube digestif se manifeste rapidement par une augmentation sensible de l'appétit et par une constipation réelle. La diarrhée des deux malades a été très heureusement amendée, si ce qu'est guérie. Les matières fécales sont blanchâtres, chargées de cette substance blanche (sels de chaux) qui constitue les dépôts laissés par les eaux. Il est prudent toutefois de commencer par des doses faibles et croissantes ; dès le début, une dose exagérée agit par son poids, n'est pas digérée et détermine une diarrhée qui n'est pas accompagnée de coliques. L'oubli de cette précaution a fait croire à certaines personnes que les eaux étaient purgatives. Quelques hommes ont continué ces epreuves pendant plus d'un mois et n'ont ressenti ni dégoût, ni malaise, et plusieurs, exagérant mes prescriptions, ont pris des quantités énormes (plusieurs litres) sans éprouver la moindre indisposition.

Une grande quantité d'eau prise en boisson, active évidemment la sécrétion urinaire; je n'ai pas observé d'autres symptômes du côté des organes génitaux-urinaires. Les urines sont claires, sans sédiment, et quelle que soit la quantité d'eau absorbée, elles restent acides. La transpiration augmente, surtout si les malades prennent la précaution de garder le lit immédiatement après avoir bu. Les eaux n'exercent aucune action sur le cerveau et sur le système nerveux. La circulation ne m'a point paru devoir être influencée, et s'il survient quelque changement, c'est plutôt dans le sens de la diminution des battements et lorsque le traitement se prolonge.

La respiration n'est pas modifiée.

En résumé, cette eau minérale prise en boisson ne détermine pas des effets physiologiques bien sensibles, on doit cependant signaler son innocence. Quant aux effets thérapeutiques, je n'ai rien à ajouter aux deux faits que j'ai cités.

Eau prise sous forme de bains.

C'est sur le cœur, puis le poumon et le cerveau, ces trois organes essentiels dont l'influence réciproque est si patente, que se manifeste l'action primitive et la plus directe des eaux administrées sous forme de bains.

La circulation s'accélère rapidement ; le pouls, plus vif, plus fort, se développe et acquiert une fréquence et une énergie inusitées ; les battements du cœur augmentent de violence, deviennent irréguliers, tumultueux. La face se colore, se congestionne, et prend une teinte apoplectique ; les yeux s'injectent et paraissent sortir de leurs orbites. La respiration se précipite et ne tarde pas à devenir courte, sublime, avec menace de suffocation. Du côté de la tête, on observe une pesanteur marquée, des élancements, des battements artériels aux régions temporales, puis des éblouissements et des tintements d'oreille. Si le malade persistait à demeurer dans le bain et à braver cet appareil de symptômes alarmants, il y aurait imminence de syncope ou de congestion cérébrale. Il n'est pas douteux que les phénomènes d'excitation générale ne soient produits par la température élevée des sources, température qu'il est difficile d'abaisser ; ils sont, par conséquent, fugaces, de peu de durée et cessent avec la cause qui les a mis en jeu ; l'on peut alors prévenir et suspendre ce mouvement en prenant les précautions que nous indiquerons plus loin.

Généralement, trois heures après le bain, l'orage s'est dissipé, à peine reste-t-il un peu de pesanteur de tête, une tendance au sommeil. Quelques malades ont conservé de l'agitation pendant 24 heures, mais la tolérance ne tarde pas à s'établir.

L'usage prolongé des eaux donne naissance à un ordre de phénomènes différents, et que j'appellerai secondaires ; mais avant de les décrire, je ne dois pas oublier de mentionner le malaise, la fatigue accompagnée de maux de tête, de douleur à la peau, etc , cette *fièvre thermale* que plusieurs malades éprouvent au bout de huit ou dix jours de traitement, accident léger qui disparaît rapidement après deux à trois jours de repos, c'est-à-dire d'interruption du système thermal.

Les effets secondaires se traduisent par des symptômes d'adynamie, le pouls devient plus faible, plus petit, plus fréquent, prend ces caractères particuliers de mollesse et de dépression que l'on observe à la suite des fièvres graves. Quelques malades ont présenté des intermittences remarquables ; chez un très petit nombre, le pouls n'a subi aucune variation, une fois ou deux il a gagné en ampleur et enfin, chez un sujet, il est tombé à six pulsations avec une intermittence ou un temps d'arrêt de deux secondes après chaque troisième pulsation.

J'ai reuni en un tableau toutes les observations que j'ai prises ; il suffit d'y jeter un coup d'œil, pour s'assurer des modifications éprouvées par la circulation pendant le cours du traitement; j'ajouterai que l'auscultation du cœur et des gros vaisseaux ne m'a jamais fourni aucun bruit anormal, chez tous les malades dont l'affection était sans influence sur les organes de la circulation. Il n'en est pas de même de ceux préalablement atteints de rhumatisme articulaire ou de goutte ; les bruits que j'ai pu constater, chez eux, me paraissent indépendants de l'action des eaux. Elles n'ont pu agir comme cause occasionnelle; tout au plus, ont-elles exagéré certains états antérieurement acquis.

TABLEAU

indiquant les modifications eprouvées par la circulation.

Numero du lit	Le matin avant le bain.	Au bain.	Trois heures après le bain.	Au milieu de la nuit	Avant la fin de la saison.	Qualité du pouls après le traitement.
1	68	92	72	68	80	Régulier, peu développe.
2	52	100	54	52	76	do faible.
3	56	104	60	60	80	do peu développé.
4	60	100	60	64	84	do faible.
5	68	116	60	72	92	Irrégulier, faible.
6	64	112	64	64	86	Régulier, peu développé.
12	80	104	88	84	9C	do faible.
8	64	112	64	48	48	Intermittence de 2 secondes après la 3e pulsation.
18	80	104	88	96	120	Régulier, très petit.
22	66	96	72	68	76	do normal.
23	60	84	60	60	64	Irrégulier, lent, peu développé.
25	60	88	60	60	64	Résistant, plein.
26	76	120	76	76	76	Calme, n'a pas varié.
27	92	100	96	96	96	Régulier, faible.
10	48	72	68	76	76	do do
11	68	76	68	68	68	Normal, sans changement.
15	68	96	72	76	76	Régulier.
28	80	100	92	92	96	Irrégulier, faible.
29	72	96	76	72	72	Régulier, normal.
9	80	96	80	88	96	Petit.
1	68	80	80	80	80	Développé, fort.
3	84	100	96	100	100	Petit, facile à perdre.
13	56	92	60	64	64	Intermittence après la 5e pulsat.
17	84	112	96	96	94	Régulier, mais faible.
8	76	96	80	96	92	Temps d'arrêt après la 3e pulsat.
12	64	72	64	64	64	Pas de changement.
12	64	86	68	80	100	Régulier, faible.

NOTE. Au commencement de la 1re saison, la température extérieure était de 14° (10 mai), à la fin de 25° (9 juin). Pour les dernières observations, elle s'est maintenue à la moyenne de 25°.

Je n'ai pas indiqué dans le tableau precédent, les caractères du pouls au commencement des observations, parce que généralement il ne présentait aucune particularité, si ce n'est pour les n⁰ˢ 18, 27, 28; il était déjà fréquent et d'une petitesse peu ordinaire.

La respiration n'a offert aucune modification digne d'être rapportée ; elle m'a paru, lorsque le malade était au repos, se soustraire à cette influence secondaire, car, ici encore, il faut avoir soin de distinguer les altérations qui auraient pour cause l'action prolongée des eaux et celles qui seraient le résultat d'affections organiques, ou de cette faiblesse générale, suite de longues souffrances, signe certain d'une prostration profonde de tous les systèmes. Je signalerai cependant la fréquence et la petitesse des mouvements respiratoires. Je ferai observer que cette excitation, qui se déclare pendant les premiers jours du traitement, serait peu favorable aux personnes atteintes d'affections organiques des poumons, du cœur et des gros vaisseaux. Au contraire, elle pourrait être mise à profit dans des affections catarrhales des voies aériennes et même dans la bronchite au début.

Le cerveau, quoique moins impressionnable, n'échappe pas toujours à une action : quelques hommes, et même le plus grand nombre, n'éprouvent d'autres effets que ceux dont nous avons parlé, une propension au sommeil pendant les premiers jours; chez d'autres, l'influence est plus durable, et se manifeste par des rêves, un sommeil moins calme, etc. Chez les malades affaiblis par des affections chroniques, les eaux provoquent une agitation extraordinaire avec des insommies qui persistent pendant plusieurs jours, ou qu'interrompt à peine un sommeil léger accompagné de rêves, de délire, de mouvements convulsifs, etc.

L'action sur les organes digestifs ne se traduit point par des effets bien sensibles, et si je puis signaler quelque particularité, c'est généralement l'augmentation de l'appétit. Il est vrai qu'il ne faut pas attribuer ce bénéfice aux eaux seulement, et qu'il est essentiel de mettre en ligne de compte d'autres causes dont on ne peut méconnaître l'influence. Les malades avaient fait un séjour prolongé dans les hôpitaux; installés à l'établissement, ils respiraient l'air plus vif et plus pur de la montagne, ils étaient soumis à des exercices réguliers, à des promenades, et enfin presque tous prenaient pour boisson alimentaire l'eau ferrugineuse qu'ils allaient boire eux-mêmes à la source.

Le foie et la rate n'ont éprouvé aucune modification.

Les eaux prises sous forme de bains excitent la peau et favorisent la transpiration dont l'activité est accrue par l'absorption de l'eau ingérée en boisson. Cette excitation se manifeste d'une manière plus évidente chez les malades par des démangeaisons, par une éruption miliaire, ou plus souvent par l'apparition de petites pustules, et plus rarement par des furoncles. Ces éruptions ne constituent pas la règle comme à certaines eaux thermales ; c'est plutôt l'exception, et en dehors de la fièvre thermale, je n'ai jamais vu se produire ce que, dans beaucoup d'établissements, on appelle la poussée. Les sueurs sont abondantes, et persistent pendant 2 ou 4 heures après le bain ; chez quelques malades, la sudation se prolonge pendant 12, 18 et 24 heures. On favorise cette transpiration en prenant la précaution de se mettre au lit, en sortant des piscines. La peau devient souple, onctueuse, plus élastique ; cependant j'ai rencontré deux malades rebelles à cette excitation, qui, de peu de durée, cessait avec le bain. Cette congestion de toute l'enveloppe cutanée, cette activité nouvelle des fonctions de la peau, ce mouvement fébrile artificiel si énergique, constituent l'élément de succès le plus positif, le moins incontestable du traitement thermal.

Les sueurs sont restées constamment acides.

Je n'ai pas remarqué que les plaies ou ulcères fussent arrêtés dans leur travail de cicatrisation par une atonie ou une surexcitation intempestive, à la suite de l'usage plus ou moins prolongé des eaux ; cependant, à en juger par la guérison rapide d'une couronne de chancres et de deux plaques de psoriasis guttata, je suis porté à croire qu'elles ne sont pas un obstacle à la guérison, qu'elles la favorisent plutôt qu'elles ne la contrarient.

La sécrétion urinaire est généralement augmentée ; les urines sont claires, transparentes, sans dépôt et restent acides quelle que soit la quantité d'eau absorbée. Je n'ai trouvé qu'une seule fois les urines alcalines, et deux fois troubles avec sédiment rougeâtre mêlé à des matières muqueuses filantes, chez des malades atteints de rhumatismes goutteux. Je n'ai pas besoin d'ajouter que cette sécrétion est en raison inverse de la transpiration cutanée et que les malades dont la peau est restée sèche, rugueuse, présentaient des urines plus abondantes et très-limpides.

L'action de ces eaux sur les organes génitaux urinaires de la femme et principalement sur la fonction menstruelle est difficile à préciser par le manque d'observations Deux cas d'aménorrhée et de dysménorrhée se sont présentés en dehors du service de l'établissement militaire, mais cette lésion de fonction, subordonnée à une altération du sang par chlorôse ou par anémie, réclamait l'emploi de l'eau ferrugineuse. Les eaux salines pourraient être prises avec avantage dans quelques cas d'engorgement du col de la matrice ou d'ulcérations granulées. Une exacerbation notable des douleurs, des douleurs nouvelles, vives et lancinantes, indiquent le travail des eaux sur l'affection locale, il est même remarquable que les malades le plus vivement éprouvés ont obtenu les meilleurs résultats ; je ne me rappelle pas une seule exception et encore me reste-t-il à constater les effets consécutifs.

J'ai appris seulement que deux malades avaient été violemment éprouvés par les eaux, au point d'interrompre plusieurs fois le traitement : ils avaient quitté l'établissement dans un état assez peu satisfaisant et avaient vu survenir, peu de temps après, une amélioration, suivie d'une guérison inespérée.

Les symptômes de malaise, de lassitude reparaissent vers la en du traitement, quelle que soit l'époque de leur apparition ;

je les ai considérés comme des signes certains de débilitation, qui prescrivent de cesser l'emploi des eaux. Ces signes se déclarent principalement chez les sujets faibles, dont la constitution a subi de graves altérations. Plus longs à se montrer chez les hommes vigoureux, ils ont manqué quelquefois, et l'on verra que des malades ont suivi un traitement régulier pendant les deux saisons, ont pris plus de cent bains, sans éprouver la moindre fatigue.

Eau prise en boisson et sous forme de bains

Les effets de l'eau prise sous ces deux formes sont identiques à ceux que j'ai décrits dans les deux paragraphes précédents. En résumé, les deux actions se combinent ensemble et ajoutent à l'énergie du traitement. Je ne m'étendrai donc pas davantage sur ce sujet, pour ne pas m'exposer à des répétitions fastidieuses.

Je vais poursuivre cette étude par quelques mots sur les eaux ferrugineuses, qui, moins connues, sont bien moins appréciées ici. Elles mériteraient cependant une attention toute particulière.

§ 6. — Sources ferrugineuses.

Les sources ferrugineuses jaillissent à des distances plus éloignées, elles sont au nombre de deux, l'une chaude et l'autre froide, et présentent cette particularité de donner entre toutes ces eaux chaudes, tempérées ou froides, minérales ou naturelles qui s'échappent des flancs de la montagne, les degrés extrêmes de température.

I. En suivant le sentier qui, de la source Nord affectée aux Arabes, se dirige vers le sommet du plateau, on rencontre au milieu des ruines de la partie supérieure de la ville romaine, la source ferrugineuse chaude, que décelent les vapeurs abondantes qui s'en dégagent.

L'eau sort de terre verticalement par dix à douze petits jets; elle est claire, transparente, sa température est de 69° (1) ; sa

---

(1) M Ville, qui a visité cette source en juin 1856, lui a trouvé une

saveur est styptique, par le refroidissement elle devient plus
sensible et rappelle la saveur de l'encre ; son odeur n'est pas
appréciable Par le contact de l'air, son exposition à la lumière, et par le refroidissement, elle s'altère promptement et
forme un précipité abondant de sesqui-oxide de fer et de
sous-sulfate ferrique : le papier de tournesol rougit très-légè-
rement, le savon se dissout facilement, en raison de la température élevée ; le vin, l'absinthe, les décoctions de quinquina
ou d'écorce de chêne noircissent rapidement, comme toutes
les substances qui contiennent du tannin.

II. La source ferrugineuse froide, distante de près de deux
kilomètres de l'établissement, et à quelques pas au-dessous du
sentier qui rejoint la route de Blidah, près du camp appelé
Camp du Scorpion, s'échappe de terre horizontalement, pro-
tégée par un mur grossier de construction récente. Elle sert
de but de promenade aux malades qui vont puiser et boire
à la source même.

Cette eau, d'une limpidité parfaite, est froide de 17 à 18° ; sa
saveur fraîche et piquante, laisse un goût atramentaire sensible, son odeur est nulle ; par le contact de l'air et l'exposition à la lumière, elle s'altère promptement ; elle laisse déposer une matière jaunâtre couleur de rouille, composée de

température de 75°. Voici, du reste, les résultats de l'analyse qui en a été
faite, au laboratoire des Mines d'Alger, par M. de Marigny.

Eau		1.000 gram.
Chlorure de sodium		0.5326
Sulfates { de chaux		0.8266
{ de magnésie		0.2726
{ de soude		0.4280
Carbonates { de chaux		0.2866
{ de magnésie		0.0500
Sulfate de soude		0.2746
Silice		0.0066
Oxide de fer et traces de phosphates		0.0266
Matière organique		indéterminée.
Total		2.7042
Densité de l'eau		1 00165

(A. B.)

sesquioxide de fer. Le papier de tournesol passe au rouge, mais assez lentement, le savon se dissout sans former cette masse caillebotée qui surnage ; toutes les substances qui renferment du tannin prennent une teinte noirâtre très prononcée. A la source, on n'aperçoit point de bulles de gaz, cependant, mise avec soin en bouteille, l'eau laisse dégager une certaine quantité d'acide carbonique quelquefois suffisante pour briser les flacons. Cet acide lui donne cette saveur aigrelette piquante qui en fait une boisson rafraîchissante très agréable, analogue à l'eau de Seltz, qualité qu'elle ne tarde pas à perdre, il est vrai, par sa décomposition rapide. L'eau ne peut être bien appréciée qu'à la source même ; puisée avec précaution et mise à l'abri de l'air et de la lumière, elle se conserve pendant quelques heures ; transportée, elle est méconnaissable et acquier une odeur nauséeuse, fade, qui en rend l'usage d'autant plus difficile qu'elle a perdu une grande partie de sa vertu.

Privé de réactifs chimiques, je n'ai pu soumettre ces eaux ferrugineuses à une analyse, même grossière, et y reconnaître les principaux éléments qu'elles contiennent. Il est probable qu'elles dissolvent une grande partie des principes des autres eaux thermales, plus un composé de fer dont elles se chargent en traversant des terrains remplis de minéraux. Le fer est tenu en solution par l'acide carbonique ; il ne peut exister de doute pour la source froide, qui doit à la présence de ce dernier acide, cette saveur piquante. Le dépôt qu'elles laissent sur leur trajet, paraît de même nature, plus abondant naturellement pour la source chaude qui, en raison de sa température, est plus riche. Ce dernier dépôt est parsemé de veines ou de marbrures verdâtres, qui annoncent également la présence de la barégine (1).

---

(1) M. Tripier donne, ainsi qu'il suit, la composition des eaux acidules gazeuses :

Eau		1.000 gram.
Chlorures	de sodium...	0.1957
	de magnesium...	0.1850

Les propriétés médicales du fer et de ses composés ont été, pendant ces dernières années, de la part d'hommes éminents, l'objet de longues et consciencieuses études. Elles sont aujourd'hui généralement connues et appréciées. Le fer est un de ces rares médicaments appelés héroïques, son action est lente, insensible, silencieuse, mais réelle et positive. Je ne m'étendrai donc pas sur ce sujet. La source ferrugineuse froide est employée tous les jours pendant le cours de la saison thermale : c'est, du reste, la boisson la plus agréable ; médicamenteuse ou alimentaire, elle est préférée par les buveurs a toutes les autres sources. Il est bien entendu que cette eau est interdite à ceux des malades auxquels elle serait nuisible, comme aux sujets atteints de goutte, de rhumatismes goutteux et prédisposés aux congestions. L'eau ferrugineuse chaude n'est pas utilisée malgré son abondance et sa richesse minérale.

Je ne saurais trop recommander ces sources à la sollicitude de l'administration et faire des vœux pour que des travaux sérieux soient entrepris afin de conduire à l'établissement la source chaude, pour ajouter aux Thermes un élement nouveau de traitement, sans contredit, l'élément le plus puissant et le plus précieux. Le fer est essentiellement tonique, il agit

Sulfates	de chaux.......... ....,.....	0.7828
	de magnésie	0.5570
	de soude......................	
Carbonates	d'ammoniaque.	traces
	de chaux	0.8070
	de magnesic....................	0.0015
	de strontiane	
	Depôts ocreux contenant du fer combine aux acides organiques azotés, et un peu d'arsenic......	0.0300
	Total.......	2.5590

Gaz	acide carbonique........ 0, mètre cube	1360
	azote................:... 0, —	0090

« Je pense » dit M. Ferraton, à qui nous devons connaissance de cette analyse « que M. Tripier a operé sur de l'eau qui avait été transportée d'Hammam-Rir'a à Alger. Comme cette eau, à n'en pas douter, se decompose, très rapidement, je suis porte à admettre qu'une analyse faite sur les lieux mêmes, donnerait d'autres resultats. »   (A B)

merveilleusement sur les organisations affaiblies par la fièvre, la diarrhée, la dyssenterie,. les engorgements de foie, qui portent le cachet de l'intoxication paludéenne , sans parler de cette foule d'affections nerveuses qui reconnaissent pour cause un appauvrissement du sang, la chlorose ou l'anémie, etc. : elles ne résistent pas à l'action prolongée du médicament.

§ 7 — Sources froides (naturelles).

On rencontre aux environs de l'etablissement une ou deux sources d'une eau froide qui n'a pas été analysée. Ces eaux sont lourdes, nauséeuses, désagréables au goût, elles ne dissolvent pas le savon et ne cuisent pas les légumes secs qu'elles durcissent : comme toutes les eaux qui sourdent du calcaire solide qui constitue la base de la montagne, elles sont chargées de chaux. On dirait des eaux chaudes refroidies. Aussi sont-elles tout à-fait négligées. On leur préfère l'eau de la rivière, qui, plus legère, plus douce, est plus agréable au goût et d'un usage plus facile, quoique, contenant également de notables quantités de composés calcaires. Le transport de cette eau à l'établissement est le service le plus pénible : il serait à désirer que l'on pût découvrir une source d'eau potable à proximité.

§ 8 — Mode d'administration — Saisons.

Les eaux chaudes sont employées sous toutes les formes : en boissons, sous forme de douches, de lavements, de bains simples, de bains de vapeur. Je n'ai pas à revenir sur ce que j'ai dit des eaux, prises en boisson ; les effets des douches sont également connus. Je n'ai pas eu l'occasion de prescrire, soit des lavements, soit des bains de vapeur. Je me contenterai donc d'indiquer les précautions que je crois devoir recommander dans l'administration des bains.

Il est nécessaire de commencer le traitement par des bains pris à une température moins élevée que celle des sources et de suivre une progression ascendante. Comme il n'est pas facile, avec les ressources dont dispose l'établissement, d'abaisser cette température, le malade évitera de se precipiter dans les piscines ; il plongera les pieds dans l'eau et successivement les jambes, les genoux, etc., il aura soin, avant d'immerger l'abdomen et la poitrine, de les arroser avec l'eau chaude. Quelques malades plus délicats feront bien de s'habituer, avant de prendre des bains, à l'atmosphère chaude et humide, surchargé de vapeurs, qui règne dans les étuves. J'en ai vu plusieurs eprouver des syncopes qui cessaient promptement par l'exposition à un courant d'air frais.

Les premiers bains seront de peu de durée, de 8 à 10 ou 15 minutes, et dès que les symptômes de congestion de la face, de malaise, commenceront à se déclarer, il est prudent de sortir de l'eau, sans s'obstiner à résister. Les piscines seront munies de vases remplis d'eau froide : les malades feront bien d'humecter de temps en temps le front, les tempes, la face. La tolérance ne tarde pas à s'établir, et les sujets de constitution faible arrivent rapidement a prolonger le bain pendant trois-quarts d'heure ou une heure. Plus tard, on prescrira deux bains par jour en suivant la même progression. Il est bon de suspendre le traitement vers le milieu de la saison et d'accorder trois à cinq jours de repos ; quelquefois, après cinq ou huit bains, l'excitation qui se déclare exige la même precaution. C'est en suivant ces préceptes que j'ai évité les accidents sérieux et que je n'ai été témoin que d'un seul cas de syncope parmi un certain nombre de malades prédisposés, par les affections dont ils étaient atteints, aux congestious cérébrales ou pulmonaires, aux faiblesses, etc., et qu'il m'a été permis de prolonger, chez quelques sujets, le traitement, pendant plus de deux mois.

Les *Saisons Thermales* s'ouvrent le 5 mai et se terminent le 15 juillet. Cette époque est très favorable à l'action des eaux. C'est au printemps que se prépare le mouvement d'expansion vers la peau, que la température est plus douce, etc., et que se présentent enfin toutes les causes qui contribuent au succès de la cure. Plus tard, les chaleurs des mois de juillet et août prédisposent aux congestions cérébrales, pulmonaires, elles deviennent une cause de débilitation, et doivent rendre très dangereux l'emploi des eaux minérales. J'ai pu remarquer qu'à la fin de la deuxième saison, les malades supportaient les bains avec peine, que la tendance aux syncopes était plus pro noncée, et que les troubles fonctionnels réclamaient une surveillance plus rigoureuse dans leur administration.

§ 9 — Mode d'action des eaux — Duree du traitement.

Déjà, en abordant l'étude des *propriétés médicales*, j'ai fait pressentir combien le mécanisme de l'action des eaux est complexe et difficile à saisir, combien nos connaissances sur l'intervention des composés chimiques sont incomplètes, combien, dans la recherche du problème, on a négligé les effets produits par un des agents thérapeutiques les plus puissants, le *calorique*, sans compter une foule d'autres principes peu appréciés qui viennent aussi apporter leur tribut.

Les éléments manquent à la solution de cette question : cependant les eaux chaudes d'*Hammam Rir'a* provoquent manifestement deux actions contraires également puissantes : une action primitive d'*excitation*, une action secondaire de *sédation*, de débilitation, d'adynamie, d'où il paraît résulter qu'elles opèrent, autant, si ce n'est plus, par le calorique, que par les composés chimiques, impuissants à expliquer ces diverses phases de la cure.

La durée du traitement est subordonnée à une foule de circonstances qu'il est difficile de déterminer d'avance. Toutefois, je dois faire remarquer, qu'en général, les effets produits ne sont ni brusques, ni rapides. L'action modificatrice est pour ainsi dire silencieuse, comme certains mouvements organiques qui ne sont appréciables que par leurs résultats. Si j'ai observé quelques exemples de guérison prompte, ces cas sont rares ; aussi je pense, qu'en général, la durée du traitement doit être de vingt à trente jours; c'est à dire soixante bains.

Mais il est utile de prémunir les malades contre une tendance toute particulière aux baigneurs qui fréquentent les eaux thermales. C'est cette disposition à exagérer les prescriptions et à vouloir hâter la guérison. Je comprends très bien l'impatience légitime de celui qui souffre depuis longtemps, mais cette exagération, rarement favorable, amène plutôt des résultats fâcheux, en retardant au moins le traitement, à cause des interruptions intempestives qu'exigent bientôt la surexcitation générale et locale, quelquefois des accidents plus sérieux.

Les eaux agissent bien en déterminant une stimulation qui a pour effet de réveiller la vitalité des tissus ou de leur donner un mode de vitalité nouveau ; mais cette stimulation veut être modérée et proportionnée à la sensibilité des organes malades. L'organisme s'est habitué à cette vie morbide, et ce n'est pas sans danger qu'il revient, brusquement et par des secousses violentes, à son type normal. Il me suffira d'ajouter que les eaux conviennent mieux aux affections chroniques, qui sont un préservatif contre cette excitation trop énergique. Les maladies aiguës, contre lesquelles on les emploie si rarement, n'ont été que de très exceptionnelles occasions, heureusement influencées.

§ 10. — Hygiene, — Alimentation.

L'établissement thermal d'*Hammam-Rir'a* offre aux malades un air pur, un climat doux, un sol peu humide, d'un aspect agréable, et s'il n'attire pas la foule par les plaisirs que l'on est habitué a rencontrer généralement aux sources minérales de France, d'Allemagne et d'Italie, on y trouve des amusements plus innocents, qui conviennent parfaitement a la classe des baigneurs aujourd'hui admis à prendre les eaux.

Les malades vont au bain de 6 heures du matin à 8 heures, et de 1 heure du soir à 5 heures. Au sortir des piscines, ils gardent le lit pendant une demi-heure ou une heure, afin de favoriser la transpiration ; puis ils sont assujétis à une promenade régulière, dirigée le plus souvent vers la source ferrugineuse froide. Quoique nos soldats arrivent aux eaux, malgré la

gravité de leur état, sans soucis, sans préoccupations d'esprit.
ou vives affections de l'âme, on leur recommande les distractions, et on leur permet les jeux qui n'occasionnent ni bruit
ni sujets de discorde.

La sobriété est une des conditions indispensables du traitement ; le régime des hôpitaux nous met, sous ce rapport, parfaitement à l'abri des excès. Cependant je ne crois pas qu'il
faille astreindre les malades à un régime trop sévère Les
hommes que j'ai observés étaient généralement atteints d'affections externes sans grande influence sur la santé générale, la
plupart avaient fait un séjour de plusieurs mois dans les hôpitaux ; ces causes jointes à l'affaiblissement graduel amené
par l'usage des bains, et aux conditions hygiéniques nouvelles
d'aération, de climat, d'exercice, etc., m'ont engage à les
maintenir toujours à une alimentation qui paraîtrait ailleurs
surabondante. J'ai expressément interdit l'usage genéral du
café et des liqueurs.

§ 11. — Clinique.

1° COMPTE-RENDU DU SERVICE MÉDICAL DE L'ÉTABLISSEMENT
THERMAL PENDANT L'ANNÉE 1855.

Appelé pour la première fois à diriger le service médical de
l'établissement thermal d'*Hammam-Rir'a*, dont le nom m'était
à peine connu, j'ai voulu m'éclairer sur la nature, les propriétés et l'efficacité des eaux, afin de conduire le traitement avec
plus de précision, en évitant des tâtonnements toujours fâcheux. L'etablissement ne posséde ni archives, ni même un
registre où seraient consignés les observations les plus curieuses et les resultats obtenus immédiats ou consécutifs. Les
bibliothèques des hôpitaux militaires de Blidah et de Milianah
ne contiennent que de rares documents, entr'autres une note
du médecin chargé du service pendant l'année 1854.

Réduit à des renseignements vagues et incomplets, j'ai recueilli, jour par jour, l'observation de tous les malades admis
à prendre les eaux, j'ai étudié l'action produite sur l'économie
entière, sur chacun des principaux organes en particulier et

sur les divers états pathologiques. Rassemblant ces faits épars, j'ai cherché à les classer par ordre et à en déduire quelques considérations générales.

Ce travail aurait pu être plus détaillé quant aux espèces de lésions, plus circonstancié sous le rapport des individualités morbides. Tel qu'on va le lire, pourtant, il m'a semblé répondre mieux au besoin de fixer une première fois l'opinion sur l'action de thermes jusqu'alors à peu près ignorés. A cet égard, il était préférable, peut-être, de considérer d'abord des groupes et des affinités pathologiques

TABLEAU indiquant par genres de maladies les résultats obtenus pendant l'année 1855.

GENRE DE MALADIE.	Amélioration	Guérison.	Résultat nul.	Résultat nuisible	Total.	OBSERVATIONS.
Eczema	»	1	1	»	2	Le malade de la 3me colonne portait cette affection depuis 18 mois.
Anasarque par anemie	»	1	»	»	1	
Abces poplite, ankylose incomplete	1	»	»	»	1	
Fistule axillaire engorgement des vaisseaux et engorgement lymphatique.	»	»	1	»	1	
Nevralgies sciatiques	»	2	1	»	3	Le malade de la 3me colonne est, depuis, completement gueri,......
Paralysies par lésion d'un nerf ou plexus	1	»	4	1	6	Dont 5 suites de plaies par armes à feu ......
Hemiplegie, paraplegie	1	»	2	»	3	
Affections rhumatismales, musculaires, fibreuses, articulaires, goutte	12	8	2	1	23	Le malade de la 4me colonne n'a pu supporter les eaux............
Fractures	5	3	1	»	9	Dont 2 par coups de feu
Luxations	1	»	»	»	1	
Luxation et fracture	»	»	1	»	1	Luxation non reduite.
Entorses	2	1	»	»	3	
Otalgie par chlorôse et amenorrhee	2	»	»	»	2	
TOTAUX	25	16	13	2	56	

Les *maladies de la peau* ne me paraissent pas devoir être rapidement modifiées; il est difficile de juger une question sur deux faits, dont l'un a été suivi de guérison, et dont l'autre, par l'ancienneté de l'éruption et sa tendance a se généraliser, ne donnait aucun espoir de guérison. Je suis porté à croire par quelques observations, trop peu importantes pour être relatées, que ces eaux excitent la peau à la manière des bains ou plutôt des douches de vapeur, d'un usage si fréquent dans le traitement des affections cutanées. Si elles agissent moins par les sels et les éléments minéraux qu'elles tiennent en dissolution, on pourrait mettre à profit le gaz sulfhydrique qui résulte de la décomposition des boues et se dégage sous forme de bulles, dès que ces matières sont agitées. Je n'ai pas essayé le moyen, d'ailleurs les eaux chaudes dissolvent des proportions excessivement faibles d hydrogène sulfuré et ces bains exigeraient une piscine séparée.

Les *paralysies particielles* étaient le resultat de plaies par armes à feu avec lésion d'un nerf important, plexus brachial, nerf médian, cubital, poplité externe, etc., etc.; les eaux employées sous toutes les formes ont donné des résultats complètement négatifs. Un seul malade a éprouvé une amélioration légère : un autre n'a pu suivre le traitement, parce que les bains ont produit une exacerbation fâcheuse que la gravité des désordres et leur peu d'ancienneté faisaient prévoir.

Les *paralysies* plus *générales* sont également restées réfractaires ; un seul malade a vu son état s'améliorer, et malgré un traitement régulier suivi pendant deux mois, la guérison est loin d'être assurée. L'influence, tout à fait négative chez le deuxième malade, a produit des effets nuisibles sur le troisième, après de nombreuses alternatives d'améliorations et de rechûtes.

Les *névralgies sciatiques* ont été plus heureusement modifiées, un seul malade n'a ressenti aucun bien-être après avoir fait avec succès usage des eaux de Bourbonne ; il a été très vivement impressionné par celles-ci, mais sans changement en bien dans l'état local. Toutefois cette action énergique me donne l'espoir que les effets consécutifs seront plus favorables (1). Un des malades de cette catégorie a obtenu, quoique gravement atteint, une guérison rapide et inespérée.

Les eaux chaudes paraissent convenir essentiellement à la masse si nombreuse des *affections rhumatismales*. Elles forment la grande majorité de nos observations ; rhumatisme musculaire, rhumatisme fibreux, arthrite-rhumatismale, rhumatisme articulaire, rhumatisme goutteux, goutte, tumeurs blanches.

Deux cas nous ont frappé par l'amélioration prompte et soutenue qui s'est manifestée après l'emploi de quelques bains. Parmi les malades que nous devons comprendre dans les cas d'insuccès, l'un présentait une arthrite tibio tarsienne avec ulcère consécutif entretenu par une affection des os, il ne pouvait espérer sa guérison ; l'autre était dans un état de faiblesse si grande, qu'il ne pouvait supporter l'atmosphère chaude et humide des étuves, sans éprouver des syncopes répétées. Les moyens m'ont manqué pour approprier les eaux à cette debilité génerale et diminuer leur énergie. Un troisième n'a eprouvé aucun résultat par un traitement de deux années consécutives ; tous lesautres, au nombre de quinze, ont obtenu des résultats heureux, guérison complète ou amélioration notable, parmi eux, un malade atteint de goutte pour ainsi dire générale (depuis 12 ans), avec déformation des extrémités et des membres, dont la guérison est impossible.

Les malades atteints de *fractures*, de *luxations*, d'*entorses* accompagnées de raideur des articulations, ont généralement retiré de bons effets. Un seul cas de fracture du pied, par écrasement (roue d'une voiture), ne pouvait attendre la réparation complète des désordres ; un dernier a présenté une

---

(1) J'ai appris depuis, qu'un ou deux mois apres, ce malade, qui, a son départ d'Hammam-Rir'a, pouvait à peine marcher, avait été complete-gueri.

luxation coxo-fémorale, compliquée de fracture du fémur, qui n'avait pas été réduite.

L'action des eaux a été très remarquable chez un malade atteint d'abcès poplité avec ankylôse incomplète du genou ; et chez un autre, atteint de fracture du fémur compliquée d'ankylôse également incomplète du genou, consécutive à l'immobilité prolongée. Parmi les insuccès, je signalerai un cas de fistule axillaire entretenue par une inflammation chronique des vaisseaux et des ganglions lymphatiques des aisselles et de la poitrine, qui reconnaissait pour cause, un tempérament scrofuleux héréditaire. Cette observation est curieuse, le père du malade porte une pareille fistule incurable. Il me reste enfin à citer la guérison d'un anasarque par anémie, avec taches de purpura hemorrhagica et ramollissement des gencives, puis l'amélioration obtenue dans un cas d'otalgie grave, liée à une dysménorrhée par chlorose.

J'ai soumis ces deux malades, et tous ceux qui ont présenté des symptômes de *débilité* ou de *cachexie*, à l'usage des eaux ferrugineuses employées de concert avec les bains (douches et eaux salines chaudes).

Pendant les deux mois que j'ai passés à *Hammam Rir'a*, un seul accès de *fièvre* s'est déclaré dans l'hôpital, chez un homme atteint de cachexie paludéenne et qui était sujet, tous les 15 ou 20 jours, à une pyrexie violente, indépendante de toute influence locale. La fièvre frappe les habitants de la vallée et ceux du village de *Bou-Medfa*, médiocrement élevé, elle épargne aujourd'hui le village de *Vesoul Benian* : l'altitude des *Eaux Chaudes* est suffisante pour mettre les malades à l'abri de l'intoxication, et placer ceux qui seraient sous l'influence fébrifère, dans des conditions nouvelles, analogues à un changement de climat.

2º COMPTE RENDU DU SERVICE MÉDICAL DE L'ÉTABLISSEMENT THERMAL, PENDANT L'ANNÉE 1856.

Une nouvelle station, à l'établissement thermal, m'a permis

de vérifier les observations que j'avais recueillies, pendant les deux saisons de l'année 1855. Soit que j'aie élagué des aperçus résultant de faits mal vus ou mal traduits, soit que j'aie été conduit à réformer l'interprétation de certains phénomènes thérapeutiques, ma tâche n'en est pas moins devenue, par suite de ce contrôle, plus aisée et plus féconde en corollaires, d'autant mieux que je n'aurai, pour ainsi dire, qu'à confirmer la majeure partie de mes précédentes assertions.

Le nombre des malades admis, en 1856, à dépassé celui des autres années.

Les cas pathologiques soumis au traitement ont été remarquables par la variété et la gravité des lésions.

Une classe intéressante a fourni le plus grand contingent d'observations ; je veux parler des *plaies par armes à feu*, avec les complications et les désordres consécutifs, qui les caractérisent à un si haut degré.

Enfin, plusieurs espèces, qui avaient fait défaut, jusque-là, dans notre répertoire, se sont ajoutées aux catalogues antécédents et ont ainsi agrandi le champ de nos études.

TABLEAU indiquant, par genres de maladies les résultats obtenus pendant l'année 1856.

GENRE DE MALADIE.	Amélio-ration	Gué-rison	Résultat nul.	Résultat nuisible	Total.	OBSERVATIONS.
Eczéma	1*	3	»	»	4	* Cas grave, par son étendue et son ancienneté.
Abcès poplité	»	1	»	»	1	
Ulceres lymphatiques	»	»	1	»	1	Les eaux ne conviennent pas à la nature de cette affection.
OEdème des membres inferieurs	»	1	»	»	1	
Hemiplegie	1	»	»	»	1	
Lumbago	1	1	»	»	2	
Arthrite rhumatismale	1	»	»	»	1	
Hydarthrôse du genou	»	»	1	»	1	
Arthrite traumatique	»	1*	1	»	2	* Ce cas de guerison complète est des plus remarquables.
REPORTER...	4	7	3	»	14	

GENRE DE MALADIE.	Amélio-ration.	Gué-rison.	Résultat nul.	Résulta nuisible	Total.	OBSERVATIONS.
Report....	4	7	3	»	14	
Arthrite avec anky-lòse du genou.....	»	»	1	»	1	
Arthrite avec tumeur blanche..........	1	2	»	»	3	
Rhumatisme articu-laire.............	3	»	»	»	3	
Rhumatisme gout-teux.............	1	»	»	1*	2	* Ce malade était sous l'influence d'un accès de goutte que les eaux ont exaspere.
Coxalgie........ ...	1	»	1	»	2	
Asthme rhumastimal	1	»	»	»	1	
Osteite chonique d'u-ne côte.	»	1	»	»	1	Cas tres interessant.
Congelation et scor-but.............	2	»	1	»	3	
Fractures..........	2	3	1	»	6	
Entorse	»	1	»	»	1	
Luxation.	»	1	1*	»	2	* Luxation femoro-tibiale en arriere, avec dechirure des ligaments croises et lateraux — diastasis enorme.
Luxation et fracture (Ankylòse)........	»	»	2	»	2	Cas desesperés.
Syphilis consti-tionnelle	1	1	»	»	2	
Fractures comminu-tives	9	2	3	»	14	
Contusions et plaies contuses..........	1	2	3	»	6	Suite de plaies d'armes à feu.
Lesions d'un plexus nerveux	3	»	3*	»	6	* Deux de ces malades avaient fait usage, l'un des eaux de Bourbonne, l'autre des eaux de Bareges
Plaie penetrante de poitrine — hemo-ptysie	1	»	»	»	1	
Paralysie partielle, suite de fracture ..	1	»	1	»	2	
Totaux......	31	20	20	1	72	

72

Les *Maladies de la peau*, quoique nombreuses, se réduisen t
à peu près à une seule variété, l'*Eczèma chronique :* les quatre
malades ont éprouvé une amélioration marquée ; on pourrait
même compter sur une guérison, que l'action consécutive des
eaux doit consolider. Anciennes, opiniàtres, elles avaient été

rebelles à diverses médications spécifiques. J'attribue l'efficacité du traitement balnéïque à l'activité nouvelle que le bain imprime aux fonctions de la peau. On n'observe pas ici les effets rapides si communs à Barèges : au contraire, pendant les quinze premiers jours, il ne se manifeste aucun changement, ni en bien ni en mal : l'éruption reste stationnaire. Puis, insensiblement survient une excitation légère, courte, caractérisée par une coloration plus vive des parties et une sécrétion plus abondante. Bientôt, le prurit diminue, cesse, la sécrétion se tarit, les vésicules sèchent, l'épiderme s'écaille, les furfurs tombent à leur tour, la peau perd sa coloration morbide, blanchit ou conserve une teinte pâle et bronzée. Le mouvement de délitescence une fois déclaré, l'amélioration progresse rapidement. Tout cela demande néanmoins, en moyenne, de quarante à quarante cinq jours.

N'ayant point en d'autres formes de dermatôses simples à soigner, je n'oserais affirmer que les choses se passeraient aussi efficacement avec elles. Toutefois, un cas de *syphilide pustuleuse*, modérément grave , s'est bien amendé après quelques jours de traitement. Ce qui permettrait de bien augurer de la puissance des eaux, dans l'espece, c'est que les indigènes Arabes ou Juifs, chez lesquels les affections cutanées abondent, ont une confiance aveugle dans une des sources salines, pour s'en débarrasser : cette source a été baptisée par eux : *Source de la gâle.*

Les *affections rhumatismales*, ainsi que nous l'avons dit précédemment, sont de toutes les maladies celles auxquelles les eaux d'*Hamman-Rir'a* conviennent le mieux. Entr'autres exemples, je citerai la guérison de trois tumeurs blanches, et d'une arthrite fémoro-tibiale chronique, datant de quatorze mois, qui avait déterminé le retentissement le plus fâcheux dans l'économie : c'est là, sans contredit, le plus beau résultat de la saison thermale. — Une amélioration notable, chez un sujet atteint de *coxalgie*, mérite encore d'être signalée.

Les *entorses, luxations* et *fractures* n'ont rien présenté de particulier, et le traitement a assez régulièrement suivi une marche favorable.

La guérison d'une *ostéite* des neuvième et dixième côtes droites doit prendre place parmi les succès remarquables de l'année.

Les maladies du *système nerveux* ont fait défaut à l'observation, je n'ai eu à soigner qu'un seul cas d'*hémiplégie*, suivi d'amélioration, contrairement aux résultats antérieurs.

Enfin, deux cas de *syphilis constitutionnelle* (syphilide pustuleuse) étaient compliqués de douleurs musculaires et articulaires, ainsi que d'ulcérations de la gorge. Par un effet assez bizarre, une éruption aphteuse confluente de la bouche se déclara chez l'un des malades, et chez un autre, non hospitalisé, mais admis comme externe à prendre les bains. Ce dernier n'avait jusqu'alors éprouvé aucun symptôme, soit buccal, soit pharyngien.

Après cette énumération de cures plus ou moins satisfaisantes, parlons maintenant des *insuccès*.

Et d'abord, c'est ici le lieu de le faire observer, la plupart des médecins, ignorants de la nature et des propriétés de nos eaux thermales, dirigent, sur l'établissement, des malades atteints d'affections auxquelles elles ne conviennent nullement ; si encore elles ne leur étaient pas tout à fait contraires ! D'autre part, ce sont des infirmités incurables que ne sauraient modifier aucunes eaux thermales connues. Sans doute, c'est quelque chose que de soutenir quelques mois encore le courage du patient par l'espérance, même illusoire, d'une amélioration. Mais songe-t-on assez au désespoir qu'entraîne après elle cette dernière déception ?

Je dois comprendre parmi les *insuccès* bien caractérisés, un cas d'*ulcères lymphatiques* de la jambe droite, chez un sujet de constitution scrophuleuse. L'usage interne et les applications topiques de l'eau ferrugineuse ont bien paru exciter et déterger un peu le fond des plaies, mais les bords sont restés bleuâtres et livides. En somme, la cicatrisation n'a pas fait un pas.

Viennent ensuite : une *arthrite traumatique* du genou dont je ne puis bien m'expliquer la résistance à l'action des eaux ; une autre arthrite de même espèce, avec ankylôse complète de la jointure ; une *coxalgie* , et enfin, une *hydarthrôse* du genou. Cette dernière affection a trompé toutes mes prévisions : malgré un effet sudopathique très prononcé, en apparence si favorable à la disparition du liquide, le volume de la poche synoviale a plutôt augmenté.

Je n'ai pas mieux réussi sur une *fracture comminutive de la jambe*, une *luxation en arrière du tibia sur le fémur* et deux autres cas de *ruptures osseuses compliquées de luxation*.

Chez un malade dont le *rhumatisme goutteux* s'était bien trouvé, en 1854, d'une saison à *Hammam-Rir'a*, le traitement, cette année, a été tout-à-fait contraire. Soit qu'il fût déjà sous l'imminence diathèse goutteuse, soit pour toute autre cause que je n'ai pu saisir , un nouvel accès de rhumatisme articulaire goutteux des plus inflammatoires survint, après quatre ou six bains. La crise passée, une stomatite intense, suivie d'abcès multiples se déclara. Inutile de dire que le traitement thermal a été suspendu dès les premiers accidents.

J'aurais pu, à la rigueur, comprendre les *plaies d'armes à feu*, dans les catégories précédentes : combien pourtant ne méritent-elles pas d'en être séparées , par les caractères aussi spéciaux que variés des lésions qu'elles embrassent ? Je ne parle pas de leur nombre : sous ce point de vue, peu d'établissements de l'importance du nôtre , pourraient exhiber autant d'observations remarquables.

En général, comme nous l'avons déjà noté pour d'autres séries de maladies, l'influence thermale ne se distingue pas ici par la promptitude des effets : un examen superficiel ferait même conclure à l'insignifiance à peu près complète des eaux. En approfondissant davantage l'observation, on est conduit peu à peu à réformer des appréciations prématurées.

Ainsi, sur 29 blessés, les résultats donnent, en définitive, 4 guérisons, 15 améliorations et 10 insuccès.

Parmi les guérisons, figurent : un cas remarquable de fracture comminutive de l'épaule (clavicule, acromion, humérus) par éclat de bombe. Le malade pouvait à peine exécuter un ou deux mouvements très bornés ; quand il nous quitta, la locomotion articulaire était complète.

En général, c'est parmi les fractures que les cures heureuses se sont produites, en plus grande proportion : et pourtant rarement ces fractures étaient simples !

Deux blessés qui avaient fait usage, en 1855, des eaux de Barèges et de Bourbonne, sans le moindre bénéfice, ont présenté, l'un d'eux surtout, une amélioration très caractéristique.

Comme l'année précédente, nous avons souvent échoué contre les paralysies, suite de lésions d'un plexus ou d'un nerf important. Il semble que nos thermes soient impuissants pour réveiller de pareilles atteintes à l'innervation de tout un membre.

Enfin, un malade qui portait les traces d'une plaie pénétrante de poitrine, avec accès fréquemment renouvelés d'hémoptysie, nous a paru ne pas devoir être soumis avec insistance à l'action excitante et nécessairement contraire des eaux.

3° COMPTE RENDU RÉCAPITULATIF DU SERVICE MÉDICAL PENDANT LES ANNÉES 1855 ET 1856.

TABLEAU indiquant, par genres de maladies, les résultats obtenus.

GENRE DE MALADIE.	GUÉRISONS.		AMÉLIORATIONS.		EFFETS NEGATIFS		EFFETS NUISIBLES		TOTAUX.	OBSERVATIONS.
	1855	1856	1855	1856	1855	1856	1855	1856		
Eczéma chronique..	1	3	»	1	1	»	»	»	6	
Abcès poplité.......	1	1	»	»	»	»	»	»	2	
Ulcères lymphatiques de la jambe........	»	»	»	»	»	1	»	»	1	
A REPORTER....	2	4	»	1	1	1	»	»	9	

GENRE DE MALADIE.	GUÉRISONS.		AMÉLIORATIONS.		EFFETS NÉGATIFS		EFFETS NUISIBLES		TOTAUX.	OBSERVATIONS
	1855	1856	1855	1856	1855	1856	1855	1836		
REPORT....	2	4	»	1	1	1	»	»	9	
Fistule axillaire (engorgement des lymphatiques)........	»	»	»	»	1	»	»	»	1	
Anasarque ; œdeme du tissu cellulaire.	1	1	»	»	»	»	»	»	2	
Névralgie sciatique.	2	»	1	»	»	»	»	»	3	
Paralysie partielle. Section du nerf median et des tendons flechisseurs.	»	»	»	»	1	»	»	»	1	
Hemiplegie.........	»	»	»	1	1	»	»	»	2	
Paraplegie	»	»	1	»	1	»	»	»	2	
Asthme de nature rhumatismale.....	»	»	»	1	»	»	»	»	1	
Lumbago...........	2	1	»	1	»	»	»	»	4	
Arthrite traumatique	1	1	»	»	»	1	»	»	3	
— rhumatismale	4	»	1	1	1	»	»	»	7	
— ankylose du genou.............	»	»	»	»	»	1	»	»	1	
Arthrite tumeur blanche	1	2	»	1	1	»	»	»	5	
Rhumatisme articulaire...............	4	»	3	3	1	»	1	»	12	
Rhumatisme goutteux..............	»	»	2	1	»	»	»	1	4	
Hydarthrôse.........	1	»	»	»	»	1	»	»	2	
Coxalgie............	»	»	»	1	»	1	»	»	2	
Osteite des neuvième et dixième côtes...	»	1	»	»	»	»	»	»	1	
Congélation, scorbut	»	»	»	2	»	1	»	»	3	
Fractures....	3	3	4	3	1	»	»	»	14	
Entorses	1	1	2	»	»	»	»	»	4	
Luxations..........	1	1	»	»	»	1	»	»	3	
Fracture compliquee de luxation et d'ankylôse	»	»	»	»	1	2	»	»	3	
Syphilis constitutionnelle..............	»	1	»	1	»	»	»	»	2	
Otalgie	»	»	2	»	»	»	»	»	2	
Contusions et plaies contuses	»	2	»	1	»	3	»	»	6	
Lesion d'un nerf d'un plexus et paralysie partielle..........	»	»	1	3	3	3	1	»	11	
Plaie penetrante de poitrine...........	»	»	»	1	»	»	»	»	1	
Fractures simples et comminutives.....	1	2	»	8	»	3	1	»	15	
Paralysies partielles.	»	»	»	1	»	1	»	»	2	
TOTAUX........	24	20	17	31	13	19	3	1	128	
	44		48		32		4			

Observations : Plaies d'armes à feu.

§ 12 — Effets consécutifs.

Pour compléter ce travail, j'aurais désiré donner quelques considérations sur les effets consécutifs ; malheureusement, contrairement aux usages des autres établissements militairess il ne m'a pas été permis de suivre les malades au-delà de l'enceinte d'*Hammam-Rir'a*. Pendant ma première station, quelques rares certificats m'ont été adressés, mais je ne connaissais pas les individus qu'ils concernaient; en 1856, pas un seul certificat ne m'est parvenu. Et pourtant j'avais grand intérêt à être fixé sur plusieurs observations importantes qui restent ainsi incomplètes. Quelques malades ont bien voulu m'écrire et me renseigner à cet égard ; mais, on en conviendra, ces sortes de correspondances manquent de la précision et de l'exactitude médicales que peuvent seuls présenter les rapports des hommes de l'art.

Je citerai un exemple bien propre à démontrer la nécessité de ne pas s'arrêter aux résultats immédiats et de recueillir des documents sur les effets ultérieurs, ressource précieuse, facile à instituer pour l'armée, et qui manque aux établissements civils.

Un malade, sergent infirmier-major à l'hôpital de Dellys, atteint de névralgie sciatique rebelle, traitée avec succès, une première fois par les eaux de Bourbonne, fut dirigé, quelques années après (en 1855) sur l'établissement thermal d'*Hammam Rir'a*. Vivement éprouvé par les *Eaux Chaudes*, il offrit une recrudescence marquée de tous les symptômes qui exigea de longs tâtonnements dans l'administration des bains ; le traitement avait été suspendu, puis repris plusieurs fois et ce sous-officier était parti des eaux, dans un état plus grave, pouvant à peine faire quelques pas. Eh bien ! six semaines ou deux mois après, la guérison était radicale.

Je possède encore deux autres faits analogues.

Résumé et Conclusions.

Une croyance religieuse conduit les Arabes aux eaux chaudes d'*Hammam-Rir'a*. Pleins de confiance dans le pouvoir du Marabout qui les fit jaillir des flancs de la montagne, ils accourent, en foule et de très loin, demander à ces sources la guérison de toutes les maladies ou la préservation contre les maux à venir.

Plus savants et orgueilleux de notre science, nous nous moquons de cette foi naïve ; nous regardons avec un sourire de dédain les sacrifices et les cérémonies mystérieuses qui accompagnent les ablutions. Et cependant, nous apportons le plus souvent aux eaux thermales des préjugés non moins ridicules et des superstitions non moins grossières.

Peu connues, à peine étudiées, les eaux chaudes d'*Hammam Rir'a* devaient être l'objet d'appréciations diverses, souvent inexactes, fondées sur dès idées préconçues, sur des notions vagues où la science et l'erreur se mêlent et se confondent. Elles n'ont, en effet, rien à envier aux autres sources minérales : la même obscurité enveloppe leur origine ; une légende simple et touchante s'attache à leur découverte ; les sources sont abondantes et variées ; elles jouissent, sur place, et de temps immémorial, d'une réputation sans égale, etc. Aussi, beaucoup de personnes, frappées de la richesse des fontaines, de l'élévation de leur température, de la limpidité des eaux, etc., les considèrent volontiers comme une panacée universelle. D'autres, plus instruites, mais plus sceptiques, s'étonnent de ne pas trouver auprès des sources et des bassins l'odeur sulfureuse d'œufs pourris, ou bien la couleur de rouille qui indique la présence du fer, et dénient à ces eaux, limpides, sans odeur ni saveur désagréables, toute vertu. Elles leur octroyent, par grâce, j'allais dire dédaigneusement, la dénomination d'*Eaux chaudes*, comme si, depuis des siècles, elles n'etaient .en possession de ce nom jadis célèbre, *Aquæ Calidæ*.

Les eaux minérales les plus en réputation et dont l'efficacité n'est pas douteuse, Vichy, Barèges, Bourbonne-les-Bains Spa, Aix, etc., ont, ainsi que tous les médicaments héroïques, une action restreinte. Leur histoire compte des succès et des mécomptes ; mais, tel est le travers de l'esprit humain, le souvenir des insuccès s'évanouit rapidement, et les guérisons restent seules comme un éclatant témoignage d'une vertu mal définie. Il faut demander a ces eaux thermales les effets curatifs qu'elles sont à même de donner, ni plus, ni moins ; chercher la vérité au milieu de deux opinions extrêmes; réduire toute exagération, et faire taire également d'injustes préventions.

Pour atteindre ce but, pendant quatre saisons consécutives, en 1855 et 1856, sans engouement comme sans arrière-pensée, j'ai noté avec impartialité les succès et les insuccès. Je crois, aujourd'hui, être en possession de faits assez nombreux pour étayer quelques considérations sérieuses. C'est donc avec confiance que je vais essayer de déterminer, en un petit nombre de propositions, le véritable rang qui convient à ces eaux, les maladies auxquelles elles se recommandent plus particulièrement et celles qui sont moins favorablement influencées. Je signalerai, enfin, les cas où leur action se manifeste par des effets négatifs ou nuisibles.

I. — Les eaux salines provoquent, comme nous l'avons dit, deux actions opposées : une action primitive qui se traduit par une surexcitation générale, en imprimant à tout l'organisme et principalement aux fonctions de la peau une activité nouvelle ; une action secondaire plus lente à se manifester, mais auss plus durable, caractérisée par un affaisement profond, par des symptômes d'adynamie.

II. — Toutes les affections susceptibles de subir isolément ou simultanément l'un ou l'autre de ces effets, seront traitées avec succès par les eaux chaudes d'*Hammam Rir'a*.

Ainsi, sans vouloir donner la nomenclature complète des maladies, je citerai d'une manière générale :

Quelques maladies de la peau, l'eczéma entr'autres, et une partie des éruptions cutanées qui se trouveraient sous l'influence du virus syphilitique ;

Les névralgies, les douleurs, principalement la névralgie sciatique, dont nous avons observé plusieurs cas remarquables ;

La grande classe des affections rhumatismales : rhumatismes musculaire, fibreux, arthrite rhumatismale, rhumatisme goutteux, goutte, tumeur blanche, etc., etc. On peut y joindre l'arthrite traumatique, l'ankylôse incomplète, l'hydarthrôse, etc.

Les contusions, foulures, entorses et luxations, accompagnées de raideur des articulations et de gêne des mouvements ;

Les maladies vénériennes invétérées, qui auraient résisté au mercure et à l'iodure de potassium, particulièrement les accidents secondaires : douleurs rhumatismales, syphilides, ulcérations des amygdales, plaques et pustules muqueuses, etc.

III. — Les Eaux-Chaudes paraissent peu efficaces contre les paralysies partielles consécutives à la lésion d'un nerf ou d'un plexus.

Parmi les nombreux cas qui se sont présentés, de cette dernière catégorie d'affections, nous n'avons eu à signaler que des insuccès.

Je n'oserais les conseiller dans les paralysies plus générales qui reconnaissent pour cause une altération organique ou une lésion des centres nerveux, l'hémiplégie, la paraplégie, même à l'état chronique et lorsque tous les symptômes d'acuité ont disparu.

IV. — Les maladies chroniques seront généralement plus avantageusement modifiées que les maladies aiguës.

V. — Les Eaux Chaudes ne conviennent nullement aux sujets scrofuleux ou atteints de l'une de ces affections partielles ou générales sous la dépendance d'une cause adynamique Ainsi, les engorgements des vaisseaux et des ganglions lymphatiques, les abcès et ulcères lymphatiques, etc., n'ont éprouvé aucune amélioration, malgré l'action combinée des eaux ferrugineuses.

VI. — Les Eaux-Chaudes seront interdites aux personnes prédisposées aux congestions ou atteintes d'une affection organique du cœur et des poumons.

VII. — Les plaies par armes à feu ont été assez heureusement modifiées, et nous avons constaté plusieurs résultats remarquables : toutefois il ne faut pas s'attendre à des succès rapides, plutôt à cause de la gravité des désordres, que par l'effet de l'inertie des eaux thermales. Je ne prétends pas soutenir qu'elles conviennent tout particulièrement à cette classe de lésions traumatiques, et cependant j'ai lieu de croire, par quelques observations encore trop restreintes, il est vrai, que la majorité des revers n'aurait pas été plus favorablement influencée par des eaux minérales plus actives et plus célèbres. C'est une question à étudier.

VIII. — Les sources ferrugineuses constituent un élément précieux de traitement ; soit qu'on veuille combiner l'administration des deux espèces d'eaux minérales, ou les prescrire isolément. Cette variété agrandit le cadre des affections qui pourront être traitées avec certitude de guérison, ou espoir de succès, par les eaux d'*Hammam-Rir'a.*

IX. — Quelle que soit la nature de la lésion soumise à la médication, il importe à *Hammam-Rir'a* ainsi qu'aux autres thermes, en général, de ne pas trop compter sur des effets thérapeutiques immédiats, comme aussi de tenir note des particularités d'âge, de constitution, de tempérament, qui multiplient à l'infini les individualiés pathologiques. Sous ce rapport, plus encore peut-être que partout ailleurs, une classification absolue des maladies, eu égard a la convenance ou à l'inopportunité du traitement, serait de toute impossibilité.

Les eaux minérales ne sauraient, en effet, être assimilées aux autres agents de la matière médicale, agents que l'on peut appeler *directs,* qui établissent, en quelque sorte, d'une mauière immédiate, une relation sensible pour le malade et le médecin, entre l'état morbide et l'influence médicamenteuse. Il faut les considérer plutôt comme des ressources *adjuvantes*, s'attaquant moins aux désordres eux-mêmes qu'aux conditions générales de l'organisme à la faveur desquelles le mal a pris naissance et se perpétue. C'est sous ce point de vue surtout qu'on a pu dire : il n'est pas *d'eau minérale* qui ne puisse nuire aux maladies les mieux appropriées à sa spécialité : il n'est pas *d'eau minérale* dont on ne puisse tirer de bons effets, pour des altérations organiques ou fonctionnelles auxquelles ses propriétés devaient *à priori* être jugées contraires.

Mouzaïa-les-Mines, près Médéah,

PROVINCE D'ALGER.

Par le D' A. BERTHERAND, Médecin principal de l'armée

§ 1ᵉʳ. — Description générale

A quatre-vingt kilomètres environ d'Alger, derrière la *Mitidja*, au pied du versant méridional de l'Atlas, entre les gorges profondément déchirées de la *Chiffa*, à l'Est, les rampes
ravinées du *Ténia* des *Mouzaïa*, à l'Ouest, l'industrie métal-
lurgique a créé, depuis une quinzaine d'années, un petit village que commande l'établissement principal des Mines. Les
murailles crénelées de cette espèce de forteresse, attestent les
préoccupations défensives de ses fondateurs, au début de l'en-
treprise. En effet, les oliviers séculaires qui projettent leur
feuillage sévère sur les habitations naissantes, rappellent, dans
les fastes militaires de l'Algérie, le *Bois sacré* et les glorieux
mais sanglants combats de nos troupes, en 1840 et 1841, contre les bataillons réguliers de l'émir Abd el-Kader.

La source minérale dont nous nous occupons est située à
deux kilomètres au moins du plateau habité, sur la rive droite de l'*Oued-Mouzaïa*. Pour y arriver, de l'auberge du village,
on descend, par une pente assez raide, dans le champ de lauriers-roses qui remplit le lit du ruisseau. Un petit sentier
frais et ombreux remonte à gauche et côtoie, pendant les deux
tiers du parcours, la conduite qui amène dans l'usine la force
motrice nécessaire à la machine soufflante. Après vingt minutes de marche, on rencontre la prise d'eau ; de là au point
d'émergence de la fontaine, il n'y a pas plus de soixante mètres.

La source sourd à la base d'un rocher marneux du terrain
tertiaire, en deux points rapprochés de 0^m 50^c, aboutissants
de deux fissures visibles un peu plus haut. Deux petits bassins
la reçoivent, fermés, en partie, par le roc et, en partie, par une
légère maçonnerie, qui a été élevée récemment, pour faciliter
le puisement de l'eau. Le trop plein se déverse par-dessus le
bord et va rejoindre, quelques pas plus loin, l'*Oued-Mouzaïa*,
dont le niveau est d'un demi-mètre à peine inférieur à celui
des deux bassins.

Cet aménagement est l'œuvre de M. Pouzols, ingénieur des
mines, anciennement attaché à l'exploitation et qui le premier
paraît avoir, en 1851 ou 1852, fixé l'attention sur une fontaine restée ignorée jusqu'alors. Chose remarquable ! Tandis que
les eaux minérales de l'Algérie sont si bien connues et esti-
mées des Indigènes, rien n'indique qu'ils aient jamais fré-
quenté celle de Mouzaïa. Peut-être faut-il attribuer cette indifférence à la situation de la source au milieu d'affleurements
cuprifères, d'où la croyance qu'elle devait renfermer des principes toxiques.

En hiver, à l'époque des grandes pluies, le ruisseau dont le
lit s'élève brusquement contre la montagne, roule avec fracas
d'immenses quantités d'eau, et la fontaine, complètement sub-
mergée, se perd dans le torrent général.

§2. — Propriétes physiques.

Caractères généraux. — Recueillie sous le déversoir par
lequel elle s'échappe de la roche, l'eau de *Mouzaïa* est limpide et inodore, d'une saveur sensiblement aigrelette, un peu
saumâtre à l'arrière-goût, et même légèrement métallique.

Sa densité égale 1,0023, d'après M. de Marigny. Au premier
aspect, elle ne semble émettre aucun gaz. Mais, si on l'exami-
ne attentivement, surtout à travers les parois transparentes
d'un vase en verre, on ne tarde pas à reconnaître qu'elle dégage, plusieurs fois par minute, un certain nombre de bulles

de la grosseur d'un pois, qui agitent la surface du liquide. Cette émission est assez énergique pour faire sauter, au bout d'un certain temps, le bouchon d'un flacon rempli dans le réservoir de la source. L'explosion peut même se renouveler quatre ou cinq fois, avec la même bouteille convenablement rebouchée.

Température. — Elle paraît très-variable. Le 20 juin 1854, M. Simon, garde-mines de *Mouzaïa,* a trouvé, à divers instants de la journée, entre 17 et 18 degrés centigrades. La température de l'air ambiant avait oscillé, pendant la période entière des observations, de + 24° à + 30°. Le 18 novembre 1855, à trois heures de l'après-midi, M. Simounet, Pharmacien en chef de l'hôpital civil et moi, notions + 15° 75, l'atmosphère donnant + 14°. Dans une autre visite à la source, le 20 juillet 1856, le thermomètre, plongé dans le bassin, a marqué + 21° à dix heures du matin, + 20° à onze heures et seulement + 18° à midi et demi, lorsque les rayons du soleil eurent abandonné le ravin. Pendant cette période d'observavations, la température extérieure était restée invariable à + 27°.

Débit. — Le produit de la source a été estimé diversement par les visiteurs de Mouzaïa. Le 20 juin 1854, M Simon l'évaluait à 2 litres 3/4 par minute, soit 165 litres par heure, ou 3,960 litres par vingt-quatre heures.

Un flacon de la capacité d'un litre, placé par M. Simounet et moi sous le déversoir, le 18 novembre 1855, n'a pas mis moins de trois minutes 48 secondes à se remplir. La source, à ce compte, débiterait seulement 15 litres 5/10 par heure, ou, en d'autres termes, 367 litres par vingt-quatre heures. Pareille mensuration, renouvelée le 20 juillet 1856, nous a donné, à raison de 1 litre par 3 minutes et 12 secondes, 19 litres par heure, soit 456 litres par vingt-quatre heures.

Ces variations, entre les notations des observateurs différents, pourraient faire croire à des erreurs dans les méthodes employées, si elles ne s'expliquaient d'ailleurs suffisamment par la diversité des époques et des saisons auxquelles la source a été jaugée.

Durant l'intervalle de la première estimation aux deux dernières, on imagina de faire jouer la mine dans le rocher de la base duquel l'eau s'écoule, et il est bien présumable que cette manœuvre, à l'aide de laquelle on espérait augmenter le débit, n'aura servi qu'à l'amoindrir.

En Algérie, du reste, rien n'est sujet à changer comme le rendement des sources, selon les saisons et l'abondance variable des pluies hivernales.

En résumé, nos appréciations, qui se rapprochent beaucoup pour deux termes opposes, novembre et juillet, n'établissent qu'un débit quotidien de 450 litres environ : c'est fort peu sans doute. Aussi, bien que de l'avis du service des mines, rien à l'extérieur de la source n'indique qu'elle puisse produire davantage, il y aurait lieu, croyons-nous, de pratiquer avec ménagement, à l'aide de la pioche et du ciseau, une tranchée verticale dans le rocher, à un mètre en arrière des deux bassins actuels, et de former ainsi une plus grande surface de reconnaissance autour de leurs débouchés connus. Peut-être ceux-ci sont-ils les deux embranchements d'un écoulement unique que l'on parviendrait à rencontrer : peut-être encore découvrirait-on de cette manière, dans le rocher, de nouvelles fissures donnant lieu à d'autres suintements d'eau minérale qui, faute de débouché supérieur, filtrent actuellement et se perdent dans le lit de la rivière. C'est ainsi qu'on trouve çà et là, sur les parties découvertes par le retrait des eaux, des concrétions blanchâtres, qui semblent appartenir aux dépôts salins de l'eau minérale.

§ 3. — Propriétés chimiques.

Si l'on plonge du papier de tournesol dans l'eau de la source, il rougit instantanément : exposé à l'air libre, il a vite repris sa couleur primitive.

L'eau de chaux produit un précipité blanc, qui se redissout rapidement par une addition d'eau minérale. — Recueillie dans un flacon bien nettoyé, conservée en repos, l'eau quoique bien limpide, abandonne bientôt un dépôt ocracé considérable et caractéristique.

Ces différents phénomènes font pressentir déjà qu'elle renferme de l'acide carbonique libre, et qu'à l'aide de ce même acide, elle tient en dissolution une certaine quantité d'oxyde de fer : faute d'appareils convenables, l'analyse exacte des gaz dégagés n'a pu être pratiquée régulièrement au point d'émergence.

Analyses. — La première analyse de l'eau de *Mouzaïa* a été faite le 25 mai 1854, par M. de Marigny, sur de l'eau apportée au laboratoire des mines à Alger, par M. Renoux qui postulait alors la concession de la source.

Une deuxième analyse a été opérée, par M. le Dr E. Millon, Pharmacien principal de l'armée, chef du laboratoire central à Alger, sur de l'eau recueillie avec soin, à Mouzaïa même, et rapportée à Alger, dans les vingt-quatre heures de l'exploration, le 19 novembre 1855.

Voici en regard, les résultats de ces deux investigations.

	M. DE MARIGNY.	M. MILLON.
	grammes.	grammes.
Acide silicique	0.02600	0.023
Alumine	0.00600	traces .... ⎱
Oxyde de fer	0.01000	0.007 à 0.015. ⎰ (1)
Carbonate de chaux	0.27600	0.342 ⎱ à l'état de bi-
Id. magnésie	0.13390	0.181 ⎰ carbonate.
Sulfate de chaux	0.04895	»
Carbonate de soude	0.52241	0.662........id.
Sulfate de soude	0.67272	1.204
Id. de magnésie	0.05370	»
Chlorure de sodium	0.06111	0.099
Totaux	1.81079	2.518

(1) Variables dans le cours de l'analyse

Si on transcrit les analyses différemment, c'est-à-dire en séparant les bases d'avec les acides, on trouve :

		M. DE MARIGNY.	M. MILLON.
		grammes.	grammes.
ACIDES..	Silicique.......	0,02600	0,0250000
	Carbonique	0,40776	0,7193295
	Sulfurique.....	0,44330	0,6771296
CHLORE................		0,03810	0,0598752
BASES...	Alumine..	0,00600	*traces*
	Oxyde de fer ...	0,01000	0,0070000
	Chaux............	0,17476	0,1333458
	Magnésie.......	0,08280	0,0577935
	Soude........	0,63144	0,8405266
Totaux....		1,81079	2,5180000

La somme des principes fixes serait donc, d'après M. Millon, de 2^{gr},518 pour 1000 ; et seulement de 1^{gr},81079 pour 1000, selon M. de Marigny : écart 0,70721.

La comparaison des chiffres donnés, pour les acides et pour les bases, constitue, dans l'analyse de M. Millon, rapprochée de celle de M. Marigny, les différences ci-dessous :

ACIDES .	Silicique	— 0,003	
	Carbonique	+ 0,312	
	Sulfurique.........	+ 0,234	Résultats
CHLORE...................		+ 0,021	de
BASES . .	Alumine..........	+ 0,006	M MILLON.
	Oxyde de fer.......	— 0,003	
	Chaux............	— 0,041	
	Magnésie	— 0,025	
	Soude............	+ 0,209	

En résumé, d'après le rapprochement que nous venons de faire, on voit que les estimations ne s'éloignent d'une manière sensible que, d'une part, pour les acides sulfurique et carbonique ; de l'autre, pour la soude.

La provenance très différente de l'eau dans les deux analy-

ses, le temps qui s'est écoulé entre les deux opérations, d'autres conditions incidentes, saisons, perturbations dues à des
recherches inconsidérées, etc., peuvent seuls motiver les do-
sages si disparates de l'acide sulfurique et de la soude.

Relativement à l'acide carbonique, on remarque ici une dis-
sidence de vues entre les deux experts. M. de Marigny établit
son calcul d'après la composition des carbonates neutres ;
M. Millon, d'après celle des bi-carbonates.

Dans la transcription de son analyse, M. Millon considère
les oxydes terreux (chaux, magnésie et une partie de la soude)
comme constituant des bi-carbonates ; il porte la totalité de
l'acide sulfurique à l'état de sel soluble, combiné à la soude. Il
dispose enfin les sels, d'après l'union probable de leurs éléments et à l'état de dissolution normale, s'il est permis de
s'exprimer ainsi. Il faut dire que cette manière de voir, à l'é-
gard des carbonates, est généralement admise dans l'étude des
eaux minérales alcalines et acidules.

Quant à M. de Marigny, il a écrit son analyse d'après le ré-
sulat de ses manipulations, et en se guidant purement sur la
loi de Berthollet.

§ 4. — Propriétés thérapeutiques.

En 1853, un habitant d'Alger pria le Chirurgien en chef de
l'hôpital civil de vouloir bien expérimenter une certaine quantité d'eau minérale, qu'il avait fait puiser et cacheter à Mouzaïa, puis transporter à Alger. M. le docteur Négrin consigna
les résultats de ses observations, dans la note suivante, produite à l'appui d'une instance du sieur Renoux en concession
de la source.

« Cette eau peut remplacer avec avantage l'eau de Seltz et
l'eau de St-Galmier. Prise aux repas, comme boisson ordinaire
et surtout mêlée avec le vin, elle doit à la présence de l'acide
carbonique qu'elle contient de provoquer l'appétit. Plus puissante que l'eau de Seltz artificielle, elle sert merveilleusement
la digestion.

« Administrée en boisson, le matin, à jeûn, elle excite légè-
ment les voies digestives et provoque sans peine l'action in-
testinale des personnes sujettes à la constipation.

« Sous ce rapport, son usage rationnel convient à tout estomac mou, paresseux, débile, fatigué, malade. Elle peut,
avec succès, être employée contre les maladies du foie connues sous les noms d'*obstruction* et d'*engorgement des viscères;* contre la dyspepsie et autres dérangements de l'appareil digestif, notamment contre les affections résultant des fièvres intermittentes.

« La propriété tonique que lui donne la petite quantité
d'oxyde de fer qui entre dans sa composition, la rend très efficace contre la chlorose ou pâles couleurs, l'aménorrhée et diverses autres maladies des organes génito-urinaires. »

Une autorisation provisoire d'amener et de débiter à Alger
l'eau minérale de *Mouzaïa,* suivit de près le rapport favorable qu'on vient de lire; et c'est ainsi qu'à l'instar de plusieurs de nos confrères, nous avons été conduits à prescrire
et à boire nous-même l'eau préconisée.

Malheureusement, les effets observés dans les expérimentations, ne répondirent pas d'une manière satisfaisante à nos
espérances. L'action des eaux, ici apéritive et excitante, — là
laxative et légèrement diurétique, — ailleurs fortement pur-
gative, semblait défier toute classification thérapeutique.

On comprend même que le doute ait pu naître dans notre
esprit, non sur la légitimité des épreuves chimiques et cliniques invoquées, mais sur la provenance réelle des eaux dé-
bitées, sur leur identité, leur pureté, leur conservation et le
respect de leur intégrité dans les dépôts de vente. Aussi,
préoccupé de nous éclairer plus sûrement, nous sommes-
nous, à deux reprises différentes, rendu à *Mouzaïa,* pour
étudier sur les lieux les caractères physiques et chimiques
de l'eau, présider à la récolte, à l'embouteillage et à l'expédition des échantillons destinés à l'analyse. Nous avions, de-
mandé, en outre, que le concessionnaire postulant de la

source, fit remettre à Alger, pour être expérimentée dans les
hôpitaux civil et militaire, une certaine quantité de flacons
remplis, selon les règles, à *Mouzaia*, et transportés à destination avec la plus grande célérité.

Des circonstances imprévues, entr'autres le désistement
du sieur Renoux, de ses prétentions à la concession
de *Mouzaia*, n'ont pas permis de réaliser cette seconde
partie de nos *desiderata*. Il ne nous reste donc qu'a
reproduire quelques appréciations générales tirées de
l'usage local, empirique, de la source et corroborées jusqu'à
un certain point par l'induction et l'hypothèse rationnelle.

Depuis 1853, époque à laquelle l'intérêt a été appelé par
M. Pouzols, sur l'eau *alcaline gazeuse de Mouzaia*, les ou-
vriers mineurs de l'usine ont pris l'habitude de la boire, durant la saison chaude, et M. le garde-mines Simon, évalue la
consommation qui s'en est faite, pendant l'été 1854, à environ
cent litres par jour. C'est pour la population laborieuse du
village, une boisson agréable au goût, apéritive, relevant
les forces digestives déprimées pendant les ardeurs esti-
vales. On lui attribue généralement·la vertu de préser-
ver de la fièvre. Dans un pays chaud comme l'Algérie, où
les pyrexies intermittentes reconnaissent si souvent pour
cause l'embarras des voies digestives supérieures, cette immunité s'expliquerait facilement par l'usage d'une boisson laxative entretenant le libre fonctionnement de l'estomac et de
l'intestin.

A Médéah, qui n'est qu'à une dizaine de kilomètres de la
source, l'eau jouit de la même réputation et figure avec avantage sur la table des fonctionnaires, de la bourgeoisie et des
maîtres d'hôtel, qui peuvent assurer le renouvellement quotidien de leur approvisionnement.

Ces appréciations locales toutes différentes qu'elles soient
des effets obtenus parmi nous, à Alger, n'ont en définitive
rien qui doive arrêter, si l'on se reporte à la composition chimique de la source et à la nature essentiellement mobile de

quelques-uns de ses éléments constitutifs, circonstances si-
gnalées par M. Millon, dans la dernière analyse de l'eau re
cueillie sous nos yeux, à *Mouzaia* même.

L'acide carbonique qu'elle renferme, quand elle est récemment puisée, lui communique déjà une grande légèreté et une
digestibilité marquée. En dissolvant la petite quantité d'oxyde
de fer contenue, il y entretient un véritable correctif des
principes salins et purgatifs (sulfate de soude et de magnésie),
décélés par l'analyse.

Après un transport de près de vingt-cinq heures entre Mouzaïa et Alger, après un séjour plus prolongé encore dans les
entrepôts, en attendant la vente, pour peu que l'embouteillage ait laissé à désirer, le gaz acide carbonique disparaît, le
fer se précipite. Alors, au lieu d'une eau minéralisée dans des
proportions complexes et pondératrices, le consommateur ne
boit, en réalité, qu'une dissolution saline, assez simple, mais
lourde et indigeste à l'estomac, contenant environ 2 grammes
de carbonate et sulfate sodiques, plus une petite dose de
carbonate de magnésie, en d'autres termes, à peu près les in-
grédients dont nous composons journellement, dans la pratique médicale, un breuvage laxatif.

Si cette interprétation était acceptée, il y aurait lieu de reconnaître à la source de *Mouzaia* des propriétés thérapeutiques très utiles et très différentes en même temps, en raison
de son mode d'administration *sur place* ou à distance, en admettant même la circonstance d'un transport qui n'attein-
drait pas de trop grandes limites. Certaines indications relatives au puisage et à l'embouteillage permettraient sans doute,
de sauvegarder dans l'eau, pendant quelque temps du moins,
l'ensemble et l'arrangement natifs de ses principes élémen-
taires.

Peut-être est ce ici le lieu de rappeler, qu'en Silésie, pour
maintenir dans les eaux faiblement ferrugineuses, le fer qui
tend si fort à disparaître, on a essayé d'armer l'extrémité
inférieure du bouchon de chaque bouteille d'un clou ou d'un

morceau de fil de fer dont la pointe baigne dans le liquide.

Quant au gaz acide carbonique, non moins prompt à s'é-
chapper, en chargeant l'eau de Mouzaia de 4 ou 5 volumes
de ce gaz, comme M. Laneau (de Bruxelles) l'a fait pour la
source de Mariemont (Belgique), on obtiendrait une eau minérale alcaline gazeuse *mixte*, toujours préférable aux imita-
tions, si perfectionnées qu'elles soient, de l'industrie.

Il est à regretter, sans doute, que le peu d'importance actuelle du débit de la source, ne recommande pas davantage
à l'Etat, le soin de l'utiliser. Mais, si la spéculation privée en
poursuivait sérieusement la concession, bien que nous ne
soyons pas encore édifiés suffisamment sur le caractère réel
et les propriétés thérapeutiques véritables de l'eau, ce que
nous en avons dit et observé autorise à faire des vœux pour
que l'administration, encourage par tous les moyens à sa disposition, les efforts de l'industrie. Exploitée sous la garantie des
réglements qui concernent la matière, et sous la surveillance
éclairée d'un homme de l'art, la source de *Mouzaia* répondrait
sans doute à des indications aussi nombreuses que profitables
pour les localités voisines de la colonie. Une détermination
exacte et approfondie de ses effets ne serait pas le bienfait le
moins appréciable de cette expérimentation intelligemment
conduite et hors laquelle, je le répète, il n'y a pas, pour les
eaux minérales, de classement rigoureux possible.

Ben-Haroun, près Drà-el-Mizan, KABYLIE,

PROVINCE D'ALGER.

Par le Dr LASNIER, médecin-aide-major.

§ 1er — Description générale

Ben Haroun est situé sur le territoire de la tribu des *Har-chaoua*, à une douzaine de kilomètres S S. O. de *Drâ-el-Mizan*, à droite de la route ébauchée de *Bordj-Boura* et *Aumale*.

Les quatre ou cinq villages dont se compose la localité se détachent, d'une manière pittoresque, au milieu de quelques bouquets d'arbres et de gros massifs rocheux, sur les pentes du *Djebel-Hellala*, contre-fort méridional du bassin de l'*Oued-Djemma*, l'un des affluents supérieurs de l'*Isser*.

Ben-Haroun tire son nom d'un marabout très vénéré, *Sidi-Gassem-ben-Haroun*, enterré dans un bosquet de beaux ormes, qui projette son feuillage sévère à quatre ou cinq cents mètres au-dessus des sources minérales. Le tombeau du saint personnage n'est autre chose qu'une enceinte rectangulaire de pierres sèches, couverte en chaume, comme un *gourbi*. Trois fontaines abondantes d'une eau extrêmement fraîche et limpide sourdent à l'ombre d'un petit *Bois Sacré* et doivent constituer une des plus abondantes origines de l'*Oued-Bou-Haroun* ou *Edjeleta*. Ce ruisseau court au pied des villages, de l'Est à l'Ouest, dans la direction de l'*Oued-Djemma* lui-même, quatre kilomètres plus bas.

Placées entre deux petits villages, dans un pli de terrain argileux, qui aboutit, d'une part à un ravin par lequel les eaux se rendent à l'*Oued*, et, d'autre part se fond insensiblement

avec les terres voisines, les sources gazeuses des *Harchaoua*
se trouvent, d'après M. Ville, ingénieur des mines du département d'Alger, à peu près sur la ligne de contact du terrain
nummulitique et du terrain tertiaire moyen. Leurs points d'é-
mergence sont assez nombreux : mais on en compte quatre
principaux. Trois s'écartent peu les uns des autres : le quatrième sort à quarante ou cinquante mètres des précédents.

Aucun récit, aucune tradition locale ne paraissent se rapporter à ces richesses minérales. Avant 1851, époque à laquelle une colonne expéditionnaire vint camper à *Ben-Haroun*
et reconnut les sources gazeuses, les habitants du pays en
ignoraient complètement l'existence, ou du moins n'y avaient
attaché aucune prix. M. le Dr A. Bertherand a fait déjà une
remarque pareille, au sujet des eaux de *Mouzaia-les Mines*.

Cette indifférence pour deux sources intéressantes, mais
froides s'expliquerait, d'après lui, par l'absence même de thermalité et l'importance exclusive que l'esprit merveilleux des
indigènes attribue à l'élévation de température, dans la formation des sources minérales, telle que l'expliquent de temps
immémorial les légendes arabes.

En 1857, quelques travaux d'appropriation ont été pres-
crits par le commandant du cercle de *Drâ-el-Mizan*, M. Beau-
prêtre. Ils consistent, pour chaque source, en un bassin entouré de quatre petits murs de pierres, recouvert par un toit
très bas et presqu'horizontal, construit en fascines reliées par
de l'argile. Chaque bassin peut avoir 0^{m}70 c. de côté et 0^{m}50 c.
de profondeur. Ces travaux dont la grossièreté décèle, à première vue, la main-d'œuvre indigène, abritent trois fontaines
seulement : la quatrième continue de sourdre à ciel ouvert et
bouillonne au niveau du sol.

§ 2. — Propriétés physiques.

L'eau minérale de *Ben-Haroun* est fraîche, incolore, d'une
saveur piquante et agréable, quoique laissant un arrière-goût

légèrement salin Puisée à la source, elle ne m'a paru nullement dégager l'odeur *sulfureuse* que l'on m'avait signalée comme l'un de ses caractères principaux. Peut-être cette émanation se développe-t-elle, au bout de quelque temps, dans les vases de conserve, par suite de la réaction qui s'opère entre les sulfates et les matières organiques, au contact de l'air.

Prise pure ou mélangée avec le vin, avec l'absinthe, elle rappelle jusqu'à un certain point, l'*eau de seltz*, mais en produisant toujours, sur les papilles de la langue, une impression particulière que je me sens inhabile à définir exactement.

Température. — D'après M. Ville, qui a visité les eaux minérales de *Ben-Haroun*, au mois de juillet 1857, la source d'amont (n° 1) et celle placée immédiatement au-dessous d'elle (n° 2), ont chacune une température de 17° 50. La source située en aval de la précédente (n° 3), marque 18°.

Débit. — Mesuré avec soin et la montre à la main, au commencement de mars 1858, le produit d'une des trois sources a mis une minute et demie à remplir une bouteille de la capacité d'un litre. Le débit des trois autres sources étant un peu plus abondant, on peut estimer le rendement total à trois litres environ par minute, soit 4,000 litres par jour. J'ai cherché, sans y réussir, à savoir des indigènes du lieu, si cette jauge ne variait pas durant l'été.

Toutefois, M. Ville n'évaluant le débit total qu'à deux litres pour les trois premières sources, je suis très porté à croire que le rendement général est effectivement atténué à l'époque des grandes chaleurs.

§ 3. — Proprietes chimiques.

Dans les trois fontaines les plus rapprochées entr'elles, on observe un dégagement de gaz abondant, une effervescence telle que, si l'on plonge la main dans le point d'émergence, celle-ci est en quelque sorte repoussée par les bulles gazeuses qui viennent successivement crever à la surface et imprimer au liquide une notable agitation, accompagnée d'un bruissement caractéristique. Ce phénomène ne se produit pas à la source isolée des précédentes : cependant, l'eau agitée dans un vase, ou soumise à une température un peu élevée, dénote bientôt la présence de l'élément gazeux.

« Le goût piquant, fortement prononcé de ces eaux, est » dit M. Ville « dû à une teneur assez forte en acide carbonique. Il eut été intéressant de déterminer cette teneur sur place, mais je n'avais avec moi ni instruments, ni réactifs pour y procéder. L'on remarque, au bouillon des sources, un dégagement bulleux plus ou moins considérable. A la première source, le gaz s'échappe tumultueusement par grosses cloches, sans odeur sensible : il ramène jusqu'à la surface l'argile gris-blanchâtre qui tapisse le fond du bassin. Aussi, l'eau qu'on y puise est-elle trouble et il faut la laisser reposer avant de la boire.

« Cette eau ne brunit pas l'argent.

« L'eau de la source n° 2 est plus limpide. Le dégagement gazeux y est continu, comme dans la source n° 1. Mais il s'opère par petites bulles, de sorte que la vase du fond ne remonte pas jusqu'à la surface. Celle-ci se recouvre incessamment d'une pellicule blanche de carbonate de chaux qui est brisée à chaque instant par le dégagement du gaz.

La source n° 3 paraît la moins riche en gaz libres. On n'y observe que des dégagements intermittents de bulles qui fractionnent sans relâche la légère pellicule blanchâtre étendue à la surface du réservoir. »

La quatrième source dépose, dans le fond boueux qu'elle baigne et sur les bords de la rigole d'écoulement, dans une étendue de cinq ou six mètres, une matière colorante noire très foncée qu'on ne retrouve pas aux émonctoires des fontaines précédentes.

Voici les résultats de l'analyse faite, au laboratoire des mines d'Alger, par M. de Marigny, sur de l'eau recueillie à *Ben-Haroun* le 24 juillet 1857.

-- 114 --

| Eau. . . . . | 1.000 grammes |

	gram.
Acide carbonique libre.	1.2512
Acide carbonique combiné à l'état de sels neutres.	1.0620
Silice gélatineuse libre.	0.0360
Acide phosphorique.	traces.
Acide sulfurique.	0.6632
Acide chlorhydrique	0.7248
Soude	1.5612
Chaux.	0.7402
Magnésie.	0.1544
Peroxyde de fer.	0.0160

gram
4.9578

En combinant les bases aux acides, d'après les affinités probables, on peut représenter, de la manière suivante, la composition de cette eau :

	gram.
Acide carbonique libre.	1.2512 ou 0 lit 625
Chlorure de sodium.	1.1608
Sulfate de soude	0.9562
Id. de chaux.	0.0354
Id. de magnésie.	0.1568
Carbonate de soude.	0.9040
Id. de chaux.	1.2960
Id. de magnésie.	0.2088
Peroxyde de fer.	0.0160
Silice gélatineuse libre.	0.0360
Matière organique.	quantité indéterminée.

gram.
Total des sels. 4.7700

La densité de l'eau est de 1,0035. « Il peut se faire, ajoute M. Ville, que le peroxyde de fer existe dans l'eau, à l'état de carbonate de protoxyde de fer, ou bien qu'il soit combiné à un acide organique qui se détruit par la calcination, au rouge, du résidu que laisse l'eau minérale quand on l'évapore à sec.

« Ces sources sont remarquables par leur richesse en sels minéraux et principalement en sels de soude, chlorure, sulfate
et carbonate. La proportion d'acide carbonique non combiné à
l'état de sel neutre, n'indique pas la richesse de l'eau en acide
carbonique gazeux, parce qu'une portion de cet acide entre en
combinaison avec les carbonates neutres de soude, chaux et
magnésie, pour former soit des sesqui-sels, scit des bi-sels.
Du reste, ainsi que l'ai dit plus haut, la recherche de l'acide
carbonique libre aurait dû être faite sur place. »

§. 4. — Mode d'administration. — Proprietes therapeutiques.

Le peu d'abondance du produit des sources, l'éxiguité des
bassins naturels, l'absence de toute installation balneïque ont
fait que, jusqu'à ce jour, l'eau n'a encore été employée que
comme *boisson*, et le plus souvent *transportée*.

Nous avons dit qu'en 1851, un corps d'armée français, bivoua-
quant à *Ben-Haroun*, avait le premier, découvert les sources
gazeuses, et appelé sur elles l'attention. Leur proximité de
Dra-el-Mizan en fit bientôt rechercher l'usage, par la garnison et la population civile réunies dans ce nouveau poste, édi-
fié pour observer la Kabylie du *Djurjura*. Les indigènes, par
esprit d'imitation, n'ont pas tardé à s'en servir et, pendant
une courte station faite auprès des différentes sources pour les
étudier, j'ai vu plusieurs Arabes y venir remplir des vases
qu'ils ont soigneusement emportés. Aujourd'hui, ces sources
sont généralement appelées par les Arabes *gazouz,* altération évidente du mot *gazeuses*, qu'ils ont entendu prononcer,
pour la première fois, par les Français.

Pendant l'expédition des *Guechoutla*, en automne 1856, une
consommation assez grande d'eau de *Ben-Haroun,* a eu lieu,
à *Dra-el Mizan* et parmi les troupes que la reprise des hos-
tilités fit camper sur tout le territoire environnant.

Ces essais, il faut bien le reconnaître, n'ont pas une grande
signification, au point de vue de la valeur thérapeutique des

sources minérales, puisqu'en général les personnes qui en ont fait usage étaient bien portantes et ne s'en sont guères servi que comme boisson de luxe, pour corriger ou remplacer les eaux usagères de la localité, taries ou rendues saumâtres à la suite des sécheresses prolongées de la saison.

M. le Dr A. Bertherand, qui a été à même de suivre un certain nombre de ces expérimentations croît avoir remarqué que les eaux, prises avec un certain plaisir comme excitantes et apéritives pendant plusieurs jours, ne tardaient pas à fatiguer les voies digestives, ce qu'il attribue à la quantité notable des sels qui y sont contenus, sels dont la présence, en allourdissant le liquide, lui confère des propriétés indigestes que l'acide carbonique ne peut tenir longtemps en échec. « Quoiqu'il en soit, dit-il, ces effets perturbateurs à un point assez marqué chez les personnes en bonne santé, dénotent évidemment une action médicatrice qu'il serait très important d'étudier sur des sujets malades. Sans vouloir déterminer *à priori*, les voies où les études cliniques devront être dirigées à ce sujet, la prédominance marquée des sels alcalins dans une eau aussi gazeuse que celle de *Ben-Haroun*, semble devoir appeler de préférence l'attention des expérimentateurs sur les effets qu'on en pourrait obtenir : 1° dans les maladies chroniques du tube digestif (dyspepsies, cachexies paludéennes, obstruction du foie, engorgements viscéraux) ; 2° dans les diathèses goutteuses et rhumatismales ; 3° dans les différentes variétés des affections calculeuses de la vessie, des reins, des articulations, etc. »

Les Bains de la Reine

(à 3 kilomètres O. d'Oran,) sur la route de Mers-el-Kebir.

Par le Dr A. Berthérand, Médecin principal de l'armée

(D'après divers Rapports, Notices, etc.)

---

§ 1. — Topographie.

Les sources thermales des *Bains de la Reine d'Espagne* sourdent à trois kilomètres O. de la ville d'Oran, sur le bord de la mer, non loin de la route carrossable qui conduit à *Mers-el-Kébir*.

Ces bains, dont les Espagnols — à l'époque où ils occupaient la partie occidentale de l'Afrique, — faisaient grand cas et auxquels ils attribuaient des propriétés très efficaces, puisqu'ils les mirent sous le patronage d'une reine, sont situés sur le penchant de la montagne qui borde la Méditerranée, à trois ou quatre mètres seulement au-dessus du niveau de la mer, à cinquante pas du rivage, à quatre minutes de marche de la route, vingt-huit de la porte du fort La Moune, et quarante-cinq de l'hôpital militaire.

Une rampe assez douce conduit à la source principale qui alimente abondamment les thermes : là, est une grotte, — creusée dans une roche très dure, — de trois à quatre mètres de hauteur, longue de sept mètres et demi sur six mètres quatre-vingt centimètres environ de largeur. Au fond de cette excavation, très sombre, dont l'entrée ne permet le passage qu'à une seule personne, un banc de quartzite du terrain secondaire laisse échapper les eaux par une sorte de puits, profond de deux mètres vingt centimètres. Son ouverture, de même forme que l'aire de la grotte au milieu de laquelle il est situé, permet de circuler facilement à l'entour ; un plancher

jeté sur l'orifice sépire ce bassin de réception du reste de
l'excavation, et agrandit d'autant sa partie inférieure : il a permis, dans l'origine, d'y placer huit baignoires à titre de premier essai. Une pompe à bras servait à y faire monter l'eau.
Plus tard on a construit, sur le bord de la mer, un petit établissement de bains plus commode pour les baigneurs que
l'ébauche grossière dont on vient de parler.

L'installation actuelle de l'établissement se compose de deux
bâtiments séparés. Le premier, formant angle avec l'autre à
l'endroit des sources, est constitué par un simple rez-de-chaus-
sée de forme rectangulaire et renfermant dix ou douze baignoires isolées, construites en maçonnerie : l'eau y est versée
par des tuyaux aboutissant à un conduit principal, disposé à
la hauteur et le long de la terrasse du bâtiment.--Dans le second,
qui est adossé au flanc des rochers, se trouvent une piscine
et un appareil à douches. La piscine est assez spacieuse pour
recevoir douze à quinze baigneurs : elle est assez bien disposée d'ailleurs, mais l'eau ne peut y arriver que lentement, à
cause de l'imperfection de l'appareil (pompe à bras) dont il
est fait usage, ce qui cause toujours un certain refroidissement.
L'appareil à douches, tout incomplètement construit qu'il est,
distribue l'eau à travers plusieurs tubes correspondant à trois
petits cabinets séparés.

L'eau sourd par quatre trous dont le plus gros peut avoir dix
centimètres de diamètre. Trois sont du côté de la montagne,
en face de la porte d'entrée, le quatrième tourne le dos à
Mers el-Kébir et regarde l'Orient. Il n'y a pas plus de trente
centimètres entre l'émergence des conduits et le niveau
du récipient où l'eau atteint une hauteur de 0^m, 57 . Ces
quatre sources, fournissant ensemble une quantité d'eau qui
peut être évaluée à 250 litres par minute, se déversent ensuite
dans la mer, avec trois mètres de chûte.

§ 2. — Proprietes physiques.

Les eaux du *Bain de la Reine* sont très claires, très-limpides et inodores. Leur saveur, franchement saline, un peu âcre, prend légèrementà la gorge. Leur densité est de 1,0078, comparée à celle de l'eau distillée.

En entrant dans la grotte, on perçoit bien une légère odeur de soufre ; mais 'une observation un peu attentive ne tarde pas à faire reconnaître que cette odeur n'appartient pas en propre à la source, et qu'elle résulte du contact de résidus organiques et de la décomposition des sulfates, à l'air libre. En effet, les meilleurs réactifs n'ont pu faire reconnaître, dans les quantités expérimentées, le moindre atôme de soufre.

La température de la grotte mesure 32° centigrades.

Celle de l'eau accumulée dans le puits donne 35°.

Mais si, à l'aide d'une pompe adaptée à un tuyau directement mis en rapport de continuité avec un des trous, on prend la temperature au point le plus rapproché possible de l'émergence, on obtient 45° (Soucelyer) et même 47°,50 (Ville).

§ 3. Propriétés chimiques.

La première analyse exacte des eaux paraît avoir été faite en 1841, par MM. Soucelyer, médecin en chef et Redouin, pharmacien en chef à Oran, sur plusieurs litres que ces Messieurs avaient recueillis eux-mêmes, au moyen de la pompe, cachetés avec soin et fait transporter au laboratoire de l'hôpital militaire. Les résultats de cette étude, rapprochés d'autres essais conformes, tentés antérieurement par M. Redouin et son aide-major, M. Delestre, permettent d'établir comme suit la constitution de la source :

Eau............................	1,000 grammes.
Chlorure de sodium..........	5,956 $\rbrace$ 10, ^{gr} 275
— de magnésium......	4,317
Sulfate de magnésie...........	0,420
Carbonate de chaux............	1,078
Silice,........................	0,809
Total......	12 580

§ 4. — Proprietes therapeutiques.

« Quant aux vertus médicinales de la source du *Bain de la
Reine*, et au parti qu'on pourrait en tirer dans le traitement des
maladies, nous pensons, « dit M. Soucelyer, » que l'absence
d'un sulfure dans la composition de ces eaux doit les rendre
tout-à-fait inefficaces, prises en bains, contre les affections
dartreuses, les gales invétérées, les maladies chroniques de la
peau, qu'elles aient un caractère psorique ou herpétique. Administrées à l'intérieur, elles pourraient seconder l'action des
moyens spécifiques indiqués dans ces sortes de maladies.

Il n'en est pas de même dans les affections rhumatismales anciennes, l'arthrite chronique, certaines névralgies, et même la
goutte. Leur température élevée, l'action des principes qui y
sont renfermés, permettent de penser qu'elles pourraient avoir
quelques résultats avantageux.

Nous en avons eu un exemple dans la personne d'un officier
du 6me régiment d'infanterie légère, qui, malade à l'hôpital et
tourmenté par de violents rhumatismes, a éprouvé un grand
soulagement, par suite d'une douzaine de bains que nous lui
avions conseillé de prendre à la fontaine même.»

La présence des sels de magnésie et de soude que l'analyse
chimique a décelés, comme éléments prépondérants parmi les
principes minéralisateurs de la source, lui donne une vertu
légèrement laxative qui semble devoir convenir au traitement
interne et externe de certaines cachexies spéciales au pays, affections caractérisées surtout par des engorgements chroniques
des viscères abdominaux, tels que :

Adénopathies en général, intumescence des glandes mésen-
tériques en particulier ;

Hépatite et splénite chroniques, avec hypertrophie, empâtement, induration, consécutives à des pyrexies intermittentes
rebelles ou à des lésions externes.

C'est un préjugé généralement répandu, autour des sources minérales, que les eaux, très efficaces surtout contre les embarras gastriques et les dyspepsies, dissipent indistinctement toutes les maladies du tube digestif. et principalement celles endémiques dans la localité. Le *Bain de la Reine* a donc passé pour guérir très sûrement la diarrhée et la dyssenterie, qui ont si cruellement sévi sur le territoire d'Oran, pendant les dix premières années de notre occupation. Cette réputation était assez bien accréditée pour que l'autorité ait chargé, à cette époque, les officiers de santé en chef de l'hôpital militaire d'Oran, de s'assurer si les propriétés attribuées à la source étaient réellement fondées.

Les expérimentations entreprises à ce sujet par MM. Marseilhan et Soucelyer, ont conduit aux aperçus suivants :

1° L'eau a été administrée, pendant huit jours, à la dose d'un litre, en trois fois à jeûn, à une centaine de malades atteints de diarrhée, de colite hémorrhagique, et même de dyssenterie.

2° Quand la diarrhée était de nature séreuse, récente, et sans douleur, les eaux ont soulagé quelques malades ; les selles diminuaient sous l'influence du traitement minéral, effet que produisent ordinairement dans cette sorte d'affection, les légers purgatifs. Plusieurs sujets n'ont éprouvé aucun soulagement sensible : d'autres, voyant leur diarrhée augmenter, se sont refusés à continuer plus longtemps une cure qui leur était incommode et même douloureuse.

3° Essayé avec la plus grande réserve dans la dyssenterie aiguë (colite hémorrhagique), simple ou compliquée, récente ou chronique, l'emploi intérieur des eaux thermales de la fontaine de Mers-el-Kébir, a toujours paru contraire, en augmentant l'inflammation et la turgescence sanguine de la membrane muqueuse des intestins. siége de cette redoutable affection.

En dehors des cas purement médicaux spécifiés au commencement de ce paragraphe, les propriétés virtuelles de la source paraissent, comme celles de toutes les eaux salines analogues, s'adapter beaucoup mieux aux lésions chirurgicales des tissus osseux, fibreux, cartilagineux et musculaire, à certaines dermatôses, aux rhumatismes en général, aux rétractions tendineuses, fausses ankylôses, entorses chroniques, etc.

C'est ainsi que, depuis près de vingt ans déjà, on a pu utiliser le *Bain de la Reine* pour le bien être des blessés et infirmes des services chirurgicaux de la province de l'Ouest.

En 1855 et 1856, les officiers de santé de l'hôpital militaire d'Oran en ont fait une application avantageuse sur un grand nombre de blessés de l'armée d'Orient, appartenant au dépôt du 2e régiment de zouaves.

Aujourd'hui, malgré l'imperfection des divers appareils en usage dans l'établissement, il est déjà possible, comme dans tous les thermes entièrement organisés, d'y prendre l'eau en bains, en boisson, et aussi sous forme de douches. Mais, pour que les eaux thermales de Mers-el-Kébir rendent tous les services qu'on est autorisé à en attendre, il conviendra que l'administration supérieure, ou l'industrie privée, réalisent, dans l'aménagement et l'appropriation de la source aux besoins thérapeutiques, des progrès plus satisfaisants encore que ceux déjà obtenus. Les documents fournis par MM. Marseilhan et Soucelyer nous apprennent qu'au début, l'eau de Mers el-Kébir était apportée chaque matin à Oran, pour y être distribuée dans les salles de l'hôpital militaire aux hommes appelés à suivre le traitement thermal. Plus tard, on fit conduire, en voiture, ces mêmes malades à la source, afin qu'ils y bussent l'eau sur place. A coup sûr, c'était déjà là une amélioration. Mais l'étude expérimentale des eaux ne sera accomplie d'une manière profitable à la science et aux patients, que lorsqu'un établissement confortable, organisé auprès de la source, permettra d'y traiter les malades *intùs et extrà*, en nombre suffisant et par groupes d'affections, avec une suite et une méthode qui ont généralement manqué aux premières installations.

Hammam-Meskoutine, près Guelma

PROVINCE DE CONSTANTINE.

Par le Dr HAMEL.

---

§ 1er. — Historique. — Topographie. — Geologie. — Legendes.

De toutes les sources minérales de l'Algérie, les plus
remarquables peut-être, au triple point de vue de la thermalité, des propriétés médicinales et du paysage, sont celles
d'*Hammam-Meskoutine* (Bains enchantés — Bains maudits —
Bains des Damnés, selon M. Cherbonneau). Nous verrons plus
loin l'origine de ces diverses dénominations.

Elles sourdent dans l'aire d'un trapèze dont les angles seraient représentés par Constantine, Philippeville, Bône et
Guelma ; à vingt lieues environ des trois premiers points, à
cinq lieues Ouest de Guelma ; sur la rive droite de l'oued
Bou-Hamden qui, réuni, dix kilomètres plus bas, à l'oued
Scherf, donne naissance à la *Seybouse*. Le plateau d'où s'échappent les eaux forme la partie inférieure d'un versant à
pente douce, exposé au Nord, et n'offre pas moins d'intérêt
par sa végétation, que par les phénomènes géologiques anciens
ou modernes dont il est le théâtre.

Vues de haut, elles occupent le centre d'un large bassin entouré d'une ceinture de montagnes modérément élevées. Sur
le second plan, le *Djebel-Debbar*, le *Taya*, le *Ras-el-Akba*, la
Mahouna, contreforts atlantiques dont l'altitude varie entre
1,000 et 1,300 mètres, dessinent leurs crêtes abruptes aux
quatre coins de l'horizon, et encadrent le pays le plus pittoresque qu'il soit possible d'imaginer. Des montagnes aux fronts
chauves et dénudes, des plateaux couverts d'une végétation

luxuriante et primesautière, des ravins profonds, deux ou trois
cours d'eau torrentueux, cachés dans une épaisse forêt de lentisques, de lauriers-roses et d'oliviers, le tout noyé dans un
océan de lumière et d'azur, telle est la perspective qui se dé-
roule aux regards et frappe d'admiration l'âme la plus prosaï-
quement constituée. L'art n'a rien à revendiquer dans ce paysage digne du Nouveau-Monde. Quelques tentes disséminées
comme des points noirs à travers la campagne, quelques
gourbis appendus aux flancs des montagnes, rappellent seuls
la vie, au milieu de ces muettes solitudes où la trace de l'homme
est effacée, tant la nature apparaît grande et imposante, et
l'homme réduit à des proportions infimes. Pour le voyageur
étranger à l'Afrique, tout ici se colore de teintes particulières,
revêt un cachet biblique qu'il ne lui est guère donné de
retrouver ailleurs.

La civilisation romaine a passé par là. Nous sommes en
pleine *Numidie*, sur un terrain foulé par *Jugurtha*, à quelques pas de *Suthul* (1), où étaient enfermés ses trésors. Partout le sol est jonché de débris de villes et de monuments romains sur lesquels la sagacité de l'antiquaire peut s'exercer à
loisir. Au *Ras-el-Akba*, le touriste va visiter les belles ruines
d'*Announa*, ville romaine dont le nom antique est ignoré et
l'histoire enveloppée dans la plus grande obscurité. On y
voyait encore, en 1837 (Baron Baude, *l'Algérie*), un arc de
triomphe assez bien conservé, les restes d'un temple païen
converti en église, plusieurs arcades d'un bel aqueduc, une
zône de tombeaux en dehors de la ville. Visitée dans le cours
du dix-huitième siècle par Peyssonnel, Shaw, Desfontaines,
aucun de ces voyageurs n'a pu pénétrer le mystère qui en recouvre l'origine. Est-ce l'ancienne *Tibilis ?* La chose n'est
rien moins que prouvée. La chaîne des temps historiques a été
si longtemps interrompue, qu'il est bien difficile de la renouer

______

(1) Dureau de Lamalle, d'après un passage d'Orose, conclut à l'identité de *Suthul* et de *Calama.* Guelma serait par conséquent bâti sur
l'emplacement de la *Suthul* de *Salluste.*   (*Manuel algérien*, page 65.)

et de faire luire un peu de lumière, au sein de toutes les ténèbres enfantées par la barbarie.

Il semble bien certain, au contraire, que les eaux d'*Hammam-Meskoutine* sont les Aquæ Tibilitinæ, thermes célèbres dont il existe des vestiges à différents endroits du plateau. Quelques pi-cines ont surtout résisté d'une manière triomphante à l'action destructive du temps et des révolutions. L'une d'elles n'a pas moins de 30 ou 40 mètres de long ; la hauteur où elle est placée ne permet pas de l'utiliser, les eaux ayant baissé de niveau depuis des siècles et ne sortant de terre qu'à un point de beaucoup inférieur. Les autres plus petites, mais situées au-dessous des sources actuelles, ont repris leur ancienne destination ; restaurées par les soins du Génie, elles ont formé jusqu'à ce jour les piscines de l'établissement militaire.

Tous ces thermes, édifiés autour des eaux minérales, ne sont pas seulement l'expression d'un besoin de l'époque, l'indice de l'importance donnée au bain comme objet de luxe ou mesure hygiénique dans la société romaine. « Ils attestent, dit M Const James, la sollicitude des Romains pour la santé de leurs armées. » C'est en se plongeant dans ces vastes piscines que les légions fatiguées par des marches et des combats incessants venaient se retremper et réparer leurs forces. C'est auprès de ces eaux que le soldat, mutilé ou souffrant d'anciennes blessures, trouvait la guerison ou un soulagement à ses maux. La notion de l'efficacité des eaux thermales dans les lésions traumatiques, était, en effet, parfaitement acquise aux Romains. Elle s'est perpétuée à travers les âges, et nous l'avons trouvée vivace et bien répandue, à l'époque de la conquête, chez les Indigènes de l'Algérie.

Une route tracée dans la vallée de la Seybouse, et passant près l'ancien orphelinat de *Mjez-Amar*, rend facile et rapide la course de Guelma à Hammam-Meskoutine. Mais le voyageur en quête d'impressions neuves et imprévues préfèrera toujours les sentiers arabes qui sillonnent en zig-zag les flancs des montagnes, s'il veut voir se dérouler devant lui les capricieuses beautés d'une nature orientale. Quelque route qu'il suive d'ailleurs, il devinera de loin l'emplacement des sources, aux nuages de vapeurs qui s'en échappent comme de la surface de chaudières en ébullition.

Le nombre des sources est en quelque sorte illimité ; des changements se sont opérés dans leur lieu de dégagement, à une époque reculée et continuent de nos jours sur une moins large échelle. Il n'est pas rare, en effet, de les voir tarir dans un point pour ne plus reparaître ou pour se faire jour dans un autre généralement plus déclive. Quelquefois, au contraire, et cette circonstance est à noter, en creusant le sol à de faibles profondeurs, on en fait jaillir de nouvelles. Leur nombre est, par conséquent aussi, continuellement variable.

Elles sourdent par groupes distincts, sur une surface de plus de 1,000 mètres en hauteur. Toutes les composantes d'un groupe, suivant la remarque de M. Grellois, s'influencent réciproquement et sont unies par une solidarité telle, que toute augmentation de volume ou de niveau dans l'une est suivie d'une diminution corrélative dans une autre.

Avec cet habile observateur, nous admettons six groupes ou bassins, sous les noms de : Sources de la Cascade, des Bains, de la Ruine, de l'Est, Sources nouvelles et Sources ferrugineuses.

Les deux groupes de la Cascade et des Bains servent seuls aux besoins de l'établissement militaire. Bien captés et aménagés, ils peuvent suffire aux exigences de la plus vaste exploitation ; le premier fournissant 1,000, et le second, 400 litres d'eau à la minute, soit à l'heure : 84,000 litres. Il serait possible, en réunissant toutes les eaux du plateau, d'arriver à un chiffre beaucoup plus élevé.

La source ferrugineuse principale, donne environ 4,000 litres à l'heure.

Un examen comparatif des eaux minérales connues assigne à celle qui nous occupe, une des premières places sous le rapport du débit, à côté de Loëche et d'Aix en Savoie.

Plombières ne fournit à l'heure que   10,416 litres.

Barèges   7,500

St-Sauveur.................   6,000

Bourbonne..................   5,000

Toutes les eaux thermales vont grossir l'*Oued bou-Hamden*, après s'être réunies en un ruisseau important dans la topographie du pays, l'*Oued Chedakra* ou *Sekhouna* (rivière chaude). Il charrie un mélange d'eau froide et d'eau chaude, dont la température n'est pas la même aux différents points de son parcours: la chaleur s'élève assez, dans certains endroits, pour que la main ait peine à en supporter le contact. En s'y jetant, les Sources de la Cascade donnent naissance à une belle chûte d'eau et revêtent les ondulations du sol d'un vernis calcaire éblouissant de blancheur. Ces ondulations forment comme autant de coquilles naturelles où les eaux se déversent successivement de haut en bas, en paillettes miroitantes et dorées du plus gracieux effet. Une teinte rouge uniforme remplace par moments la blancheur de la cascade. D'après certains observateurs, cette coloration insolite trouve sa cause dans le développement de matières confervoïdes : pour M. le docteur Moreau (de Bône), elle résulte purement et simplement des plantes textiles que les Arabes font rouir sur le griffon des sources. C'est là une question à élucider.

A mesure qu'elles s'eloignent de leur point de départ et s'épandent sur le sol, les eaux déposent les sels calcaires qu'elles tenaient en dissolution. Le dépôt s'effectue au lieu même d'émergence, quand la température approche du degré d'ébullition, et, en thèse générale, d'autant plus loin que la température est moins considérable. Par l'addition lente et progressive de nouveaux matériaux, une colonne s'élève autour de chaque source et produit à l'état de complet développement ces cônes bizarres que nous décrirons tout à l'heure. — Les rigoles, les conduits établis pour alimenter les piscines s'incrustent d'une couche blanche à base de carbonate de chaux. — Les matières organiques,

les morceaux de bois, les fibrilles radiculaires, les brins
d'herbes arrêtés dans le courant, deviennent, comme à
St-Allyre ou a St Nectaire, l'origine de dépôts ou de véritables pétrifications.

Des corps ronds ou ovoïdes, oscillant pour la gros eur, entre le plomb de chasse n° 1 et les petites dragées, sont incessamment rejetées au-dehors par l'une des sources de la Cascade. Ils présentent une dureté excessive, un aspect extérieur blanc mat et, à l'intérieur, une série de couches disposées concentriquement autour d'un noyau central. Nous n'y voyons pas, avec les Arabes, les grains de kouskous d'un repas maudit ; mais des pisolithes nés au sein d'une colonne liquide tenant des sels en solution et animée d'un mouvement ascensionnel capable d'être imprimé aux particules inorganiques déposées sur son passage

Ces phénomènes qui se produisent sous nos yeux vont nous amener sans efforts à la connaissance de faits géologiques accomplis, il y a quelques mille ans, sur le plateau d'Hammam-Meskoutine. Car, suivant la remarque judicieuse de M. Tripier, ils sont antérieurs aux établissements romains dont nous voyons les debris : les constructions reposent sur la surface des travertins ; il est peu d'endroits où elles aient été enfouies par les dépôts postérieurs.

Pline a dit quelque part : « *Tales sunt aquæ, qualis terra per quam fluunt.* » Cette proposition ne trouve pas ici son application directe. Le sol y est bien plutôt l'œuvre des eaux ; partout la croûte terrestre superficielle se compose de sediments calcaires déposés sur un terrain à base de gres et de marnes schisteuses.

Les trois modes principaux, qu'affectent dans leur formation les dépôts actuels, se retrouvent dans les calcaires anciens. Ce sont, en effet, des couches minces largement étalées, des masses prolongees en murailles qu'on croirait bâties par la main des hommes, ou des proeminences côniques sur lesquelles l'attention des observateurs s'est de tout temps appesantie Il

serait très aisé de se méprendre à première vue sur l'origine
de ces cônes, de les croire sculptés dans le roc, tant leur forme
est régulière et bien dessinée. On en compte plus de 100
ayant 3,4 mètres et plus de hauteur et autant de circonférence
à la base. Une ouverture, existant suivant l'axe, représente le
conduit ascendant d'une source tarie. La terre, qui s'y est accumulée avec le temps, en fait des sortes de pots à fleurs naturels, où les graines entraînées par le vent viennent accom-
plir les phases de leur germination. Quand, dans la brume du
soir et a travers les vapeurs des sources, on voit de loin blan-
chir ces pyramides, on croit avoir sous les yeux, dit F. Jacquot (lettres d'Afrique), les pierres tumulaires d'un cimetière
de géants.

En présence de toutes ces choses, l'imagination ne pouvait
manquer de se donner carrière. Dépourvu de notions scien-
tifiques, ignorant des plus simples lois de la nature, l'Arabe
fait appel au merveilleux pour expliquer les faits qui dépas-
sent la portée de son intelligence Toutes ses traditions sont
empreintes de quelque peu de poésie et de beaucoup de superstition. Les *Djenoun* (genies, êtres malins), jouent un
grand rôle dans ses theories des phénomènes naturels ; il a
consacré leur intervention dans de curieuses légendes où
brille la puissance de son cerveau fantastique.

L'une d'elles nous raconte que Salomon ayant créé, de son
vivant, des bains par toute la terre, en avait confié la garde
et l'entretien à des génies sourds, muets et aveugles, afin qu'ils
ne pûssent ni voir, ni entendre, ni raconter ce qui s'y pas-
serait. — Précaution très sage assurément. — Mais, depuis
deux mille ans, personne n'a réussi à faire comprendre à ces
génies, que Salomon est mort, et fideles à l'ordre qu'ils ont
reçu, ils continuent et continueront probablement à chauffer
les bains jusqu'à la fin des siècles.

Cette legende, que nous croyions spéciale à *Hammam-Meskoutine,* s'applique à toutes les eaux chaudes, et nous renseigne
une bonne fois sur la cause de leur thermalité. Il n'y a plus

que l'Institut où l'on puisse agiter encore la question de sa
voir, si la chaleur de la terre ou des actions électro-chimiques
n'en donneraient pas une explication plus rationnelle...

Dans certains points, le sol résonne sous le pied des chevaux : c'est la musique des génies qui habitent ces lieux et
produisent tout ce qu'on y voit d'extraordinaire.

Les cônes ont, de par la tradition, une origine qui ne ren-
verse pas moins nos idées géologiques. Un Arabe, riche, voulut un jour épouser sa sœur, malgré l'interdiction formelle de
la loi musulmane. On allait passer outre, procéder au mariage, quand Dieu empêcha la perpétration du sacrilège en
changeant les gens de la noce en blocs de pierre, et le repas
nuptial en sources d'eau chaude. On montre gravement les
blocs représentant les futurs conjoints, le cadi procédant au
mariage, le chameau chargé des présents, les parents et amis
avec leurs tentes et leurs chevaux...

De là sans doute, le nom d'*Hammam-Meskoutine,* — bains
maudits, bains des damnés — donné à ces eaux.

Les Arabes, on le voit, ne sont pas les fils dégénérés des
poëtes qui ont conté les *Mille et une Nuits* (1).

---

(1) La legende d'Hammam-Meskoutine a donne lieu a une ballade tres
populaire en Algerie. Nous ne pouvons resister au plaisir de reproduire
ici la transcription en vers français que le D⟨r⟩ F Jacquot a tres heureusement faite de cette légende, dans son *Expedition du general Caia-
gnac, en 1847, au Sahara algerien.* Page 328.　　　　　(A. B.)

LES BAINS DES DAMNÉS.

L'herbe verdit les pres, d'épis le champ se dore,
Et le douar du cheick, cache dans le jardin,
Le soir peut s'endormir, sans craindre qu'à l'aurore
La razzia des Roumis ne l'eveille soudain.
Les dattiers ont des fruits ; les bois sont pleins d'abeilles,
Les raisins ont courbe jusqu'à terre les treilles.

Le cheick est bien heureux, disait-on ' — il habite
Une tente dressee à l'ombre des figuiers ;
Tous ses plaisirs sont longs, ses douleurs passent vite ;
Il a de bons fusils et beaucoup de guerriers '
Le ble, dans ses silos, ainsi que l'orge abonde,
Ses troupeaux sont nombreux et sa femme est feconde

§ 2. — Propriétés physiques.

Propriétés physiques. — L'eau est dans un état continuel d'é-
bullition, dû au dégagement des gaz et des vapeurs, quand elle
émerge verticalement du sol, ainsi qu'il arrive dans certaines

Tout bien nous vient d'en haut, malheur a qui l'oublie !
Or, le cheick assembla les hommes et leur dit :
Je suis puissant, pour vous ma sœur est trop jolie !
Je suis puissant, ma sœur partagera mon lit.
Pendant quarante jours, vous aurez grandes fêtes
Et le vin des Roumis échauffera vos têtes !

Les sages des tribus, à cet affreux blasphème,
Repondirent : Malheur à qui brave les cieux ! —
Et des saint marabouts les têtes, le soir même,
De la porte du cheick ensanglantaient les pieux. —
Le peuple, cependant, dans la plaine s'écoule,
Et le bruit des *tam-tam* rend joyeuse la foule.

Jamais on n'avait vu de si vives danseuses
Tordre sur les tapis leurs corps demi-voiles.
Du vin blanc des Roumis les cascades mousseuses,
Eteignaient, en tombant, le feu des narguiles ;
Les hommes chancelaient, les femmes oublieuses
Laissaient à découvert leurs figures rieuses.

Le couple incestueux presidait a la fête
Mais la lune pâlit, et le soleil naissant
Des touffes des palmiers deja dore le faîte.
Les coupables epoux se retirent, laissant
La danse, pour gagner la tente solitaire
Qui repandra sur eux son ombre et son mystere.

Tout bien nous vient d'en haut, malheur à qui l'oublie !
Du danseur ralenti s'embarrassent les pas,
Sous un manteau de roc bientôt ensevelie
La danseuse s'arrête... et deja le trépas
Comme un satyre etend sa morne solitude
Sur les lieux où riait la folle multitude.

Voici le cheick, suivi d'un marabout parjure ;
Le cadi qui jamais ne sut mettre d'accord ;
L'agha pressant en vain les flancs de sa monture
Et le tebib aime des demons de la mort.
Voici la mariee entre deux jeunes filles,
Des douar d'alentour les plus riches familles.

sources de la cascade. Elle répand des vapeurs épaisses et une odeur sulfureuse, plus forte le soir et le matin que dans le jour, mais perceptible, en général, dans un périmètre assez peu étendu.

Elle est limpide, incolore, sans saveur spéciale, inodore peu après qu'elle a eu le contact de l'air.

Gardée dans un vase, elle ne donne lieu à aucun dépôt ; conservée dans un tonneau, elle acquiert une odeur hépatique, désagréable, à cause probablement de la décomposition des sulfates par les matières organiques. Elle cuit les légumes sans les durcir, dissout le savon à froid et à chaud sans former de grumeaux. — On aurait pu, à priori, supposer le contraire, eu égard à la grande quantité de sulfate calcaire qui y est contenu. Enfin, refroidie à l'air libre elle peut servir à tous les usages économiques.

Sa pesanteur spécifique est de 100,202 (Tripier) Elle est à l'eau de pluie :: 870 : 830 (Shaw).

Température. — Dans son ouvrage publié en 1743, Shaw ne donne aucun chiffre ; il se borne à dire que l'eau d'*Hammum-Meskoutine* cuit parfaitement une éclanche de mouton en un quart d'heure. En 1785, Desfontaines trouva un indice de

---

Ce grand roc allongé que deux bosses surmontent
C'est, dit-on, le chameau qui portait les presents.
Les vieillards, accroupis sur leurs nattes, racontent
Que les troupeaux, le long des fontaines paissants,
Et le pâtre avec eux, durcirent sur la terre
C'est ce groupe nombreux pres d'un roc solitaire

Quand, tout joyeux du soir, chaque brin de verdure
Se dresse pour humer les brumes de la nuit,
On entend dans les airs un etrange murmure
Qui tour à tour s'efface, et renait, et s'enfuit ;
Chaque pierre se leve, et, pour la ronde immense,
Prend sa place et bondit .. La fete recommence.

Fuyez, fuyez alors ! La musique perfide
Pourrait vous attirer au bord du bain maudit !
Une fois entraîné par la danse rapide
On ne s'arrête plus ! Allah ! c'etait ecrit !
Et, lorsque dans le val le jour dissipe l'ombre
Des immobiles rocs on augmente le nombre

96°,3. — M. Grellois a toujours vu le thermomètre s'elever à
95°, sous des degrés différents de température extérieure (1844).
— Nous avons trouvé un degré en moins, le 5 octobre 1857 à
midi, le thermomètre marquant au soleil 34°, à l'ombre 29°.

Il n'est pas nécessaire d'invoquer l'imperfection des instruments, pour expliquer ces légères variations, des travaux récents ayant prouvé que la température des eaux thermales
n'est pas absolument invariable. Citons des faits :

En 1800, la température des sources de *Muriéra* (Cor-
dillières) était de 59°,3 (Humboldt) En 1823, elle marquait
64° (Boussingault et Rivero)

En 1800, les sources de *las Trincheras* (près Puerto-
Caballo) indiquaient 90°,4 (Humboldt) : en 1823, 97° (Boussingault et Rivéro).

Les sources d'*Hammam-Meskoutine* comptent donc parmi
les plus chaudes que l'on connaisse. Elles arrivent en troisième ligne dans l'echelle de thermalité donnée par M. Boudin
(*Traité de Géographie et de Statistique médicales*, tome 1er,
p. 121), après le Geyser (Islande) 109° et les sources de las
Trincheras 96°,6, dont nous venons de parler.

Immédiatement au-dessous nous avons :

Chaudes-Aigues (Cantal), ...	88°
Brousse (Asie Mineure)	84°
Ax (Arriège).	82° 5
Olette (Pyrénées-Orientales).	75°
Plombières, ...	68°
Bagnères-de-Luchon.	66° 5
Bourbonne-les-Bains.	65°
Néris	50°, 5
Balaruc	50°
Barèges.	50°

Cette haute température, les Arabes l'utilisent pour dépouil-
ler de leurs parties solubles certaines cypéracées qu'ils em-
ploient à la confection de cordes et de nattes ; pour laver leur
linge et détruire les parasites dont il est trop souvent rem-

pli ; pour faire cuire des œufs, des légumes, de la volail-
le, etc.

Les pluies, selon M. Grellois, n'exercent aucune influence
sur les eaux : après comme avant, elles restent identique-
ment les mêmes, sous les divers rapports de la température, de
l'abondance et du niveau.

Dans tout ce qui précède, nous n'avons eu en vue que les
sources de la *cascade ;* les autres, entièrement semblables,
quant aux propriétés physiques et chimiques, s'en éloignent
par la température.

La plus forte des sources de la *ruine* fait monter le thermomètre à 90°. Il oscille dans les autres groupes entre 64 et
46°. — La source ferrugineuse mesurait, le 5 octobre dernier, 78°, 25.

§ 3. — Constitution chimique.

Les gaz recueillis au milieu de la veine en ébullition, présentent la composition suivante :

Acide carbonique	97	
— sulfhydrique	0,5	100
Azote	2,5	

Le gaz hydrogène sulfuré s'échappe encore par nombre de
fissures et de trous disséminés au milieu des travertins.

Analysé quantitativement, un litre d'eau a fourni :

Chlorure de sodium	0,41560
— de magnésium	0,07864
— de potassium	0,01839
— de calcium	0,01085
Sulfate anhydre de chaux	0,38086
— de soude	0,17653
— de magnésie	0,00673
Carbonate de chaux	0,25722
— de magnésie	0,04253
— de strontiane	0,00150

Arsenic dosé à l'état métallique....... 0,00050
Silice............................... 0,07000
Matière organique.. 0,06000
Fluorure, oxyde de fer............... traces.

Total...... 1,52007

M. Tripier, a qui nous devons cette analyse, n'a point trouvé trace de sulfures alcalins, d'iode, ni de brôme.

M. Millon, plus récemment, est arrivé au même résultat.

La matière organique n'a fait, que nous sachions, l'objet d'aucune recherche ; de sorte que nous ne pouvons dire si elle offre quelque analogie avec la barégine ou la matière organique des eaux de Néris. Elle se développe surtout dans les mares d'eau stagnante.

L'épreuve analytique de M. Tripier, ayant porté sur de l'eau puisée au griffon des sources, ne saurait représenter la composition de cette même eau descendue dans les piscines, à la température de 52 à 36°. Elle se dépouille en effet, dans les conduits de dérivation, d'une partie de ses éléments calcaires, et les gaz, nous l'avons vu, n'y ont qu'une existence fugitive. C'est dans de l'eau prise sur les lieux d'emploi qu'il importerait de bien étudier la constitution chimique.

Quoiqu'il en soit, les eaux d'Hammam-Meskoutine rentrent da ns la classe des eaux salines. M. Durand-Fardel (*Traité thérapeutique des eaux minérales*), les range parmi les chlorurées sodiques simples. Avec tout autant de raison, on pourrait les placer dans la classe des sulfatées calcaires ; car le sulfate de chaux y est représenté par le même chiffre à peu près que le chlorure de sodium.

Elles forment pour nous des eaux à part. — Il n'est point de source qui leur soit parfaitement comparable. Elles se rapprochent de plusieurs eaux thermales importantes, et tiennent à la fois des Eaux-Bonnes, des eaux de Bagnères de Bigorre, de Plombières, de Loeche, de Bath, d'Aix en Savoie et de Hammam-R'ira.

Il est deux principes qui ajoutent à leur va'eur, comme eaux minéro-thermales ; nous voulons parler de l'arsenic et de l'hydrogène sulfuré, sur lesquels nous nous étendrons bientôt.

Source ferrugineuse. Elle sort des flancs de marnes ferrifères, sur la rive droite de l'Oued Chedakra, à environ mille mètres de l'établissement militaire, et fournit une eau claire, limpide, inodore, insipide ou d'une saveur stiptique à peine accusée. M. Fégueux, pharmacien aide major, a comblé une lacune en la soumettant à l'analyse. Voici le résultat auquel il est parvenu.

Carbonate de chaux	0,1746
— de magnésie	0,0237
Sulfate de chaux	0,4292
— de soude	0,0528
Chlorure de potassium	0,0406
— de magnésium	0,0718
— de sodium	0,3504
Fer (oxyde de)	0,0500
Acide silicique	0,0125
Phosphate de soude	0,0202
Iode	Traces.
Matière organique et perte	0 0382
Pour un litre.... Total...	1,2640

Nous avons affaire ici à une eau ferrugineuse sulfatée. — Le fer s'y trouve presque en même proportion que dans les eaux de Spa, de Bussang et de Pyrmont. L'existence d'une eau de cette nature, à côte des sources salines et sulfureuses, est une ressource dont l'intérêt n'échappera à personne. En permettant d'élargir le cercle des indications thérapeutiques, elle contribuera, pour sa part, à faire d'Hammam Meskoutine une station thermale des plus importantes.

§ 4 Mode d'administration

Les douches de différentes sortes, les bains de vapeur

et de piscine, l'eau en boisson, tels sont les moyens thérapeutiques usités. Le médecin en règle l'emploi dans l'ordre
et de la manière qu'il juge convenable, n'ayant de guide que
la raison, les théories ou son expérience personnelle. Les applications externes semblent toutefois avoir eu jusqu'ici la
prééminence sur l'eau prise a l'intérieur : celle-ci n'a occupé
dans les pratiques balnéaires qu'un rang secondaire, comman-
dé peut-être par les indications et la nature des maladies.

Les éléments nécessaires a la mise en œuvre de ces divers
moyens, mais principalement l'appareil à douches et à bains
de vapeur, nous reportent, par leur simplicité, à l'enfance de
l'art. C'est tout ce qu'on peut imaginer de plus grossier dans
le genre, rien de définitif n'ayant encore été organisé.

On a profité de l'anfractuosité d'un rocher pour établir un
cabinet de douches. L'eau y arrive à une temperature de 38 à
40°, par un conduit en bois, bifurqué à son extremité inférieure, de manière qu'elle puisse, par deux jets divergents, servir à
deux personnes simultanément. La hauteur de la douche est
de 3m 40. Au moyen d'un ajutage, il est facile de diminuer la
force du jet ou de le diviser en arrosoir.

Les bains de vapeurs sont placés sur le point d'émergence
d'une source ; aussi, les vapeurs d'eau et les émanations sulfureuses s'y montrent-elles dans leur pureté native et à une
haute température (50 à 55°). — Une simple hutte en planches,
divisée en plusieurs compartiments, constitue toute l'installation. On a ménagé, dans le plancher de chaque cellule ou
compartiment, une ouverture quadrilatère fermée par une
planche mobile qui permet de graduer à volonté l'accès des
vapeurs. Comme bien on le pense, la temperature et l'odeur
sulfureuse atteignent leur maximum d'intensité quand l'ouverture est pleinement béante.

Le malade ne se plonge pas en entier dans cette brûlante
atmosphère : la tête est exposée à l'action de l'air frais, pendant que le corps subit le contact des vapeurs sulfureuses. —
Il n'y reste guère plus de dix minutes. — Une femme mau-

resque, rongée de douleurs rhumatismales, a eu le courage cependant d'y séjourner pendant quatre jours ; une guérison radicale a été la récompense d'une persévérance qui, je le crois fort, n'aura pas beaucoup d'imitateurs.

Cet appareil n'est pas riche d'exécution, mais remplit néanmoins toutes les conditions qu'on est en droit d'exiger d'une installation provisoire.

Comme nous l'avons déjà dit, les piscines sont d'anciennes piscines romaines restaurées et adaptées aux besoins du nouvel établissement. Elles ont reçu une affectation spéciale, en rapport avec la position et le sexe des malades.

De nouvelles baignoires récemment terminées par le Génie réalisent un véritable progrès sur tout ce qui a été fait depuis la création de l'hôpital militaire. Elles sont au nombre de neuf, renfermées dans un grand bâtiment et assez spacieuses pour que quatre ou cinq personnes y prennent place à la fois.

On n'emploie l'eau en bains qu'après un repos de 12 ou 15 heures dans les piscines. Mais alors elle ne saurait plus conserver la moindre prétention à agir comme eau sulfureuse, les sulfures de sodium ou de calcium n'entrant point comme éléments de sa constitution chimique et le gaz sulphydrique s'étant dégagé longtemps avant d'arriver dans les baignoires. D'un autre côté, elle se décharge, chemin faisant, d'une partie de ses principes terreux, en sorte qu'elle ne retient, suivant toute probabilité, que des propriétés afférentes à la température dont elle est douée.

Il est une méthode thérapeutique qui chaque jour prend de l'extension et paraît appelée à un grand succès : nous voulons parler de la cure d'*inhalation*. Malgré les doutes élevés par quelques médecins, nous avons foi dans les émanations sulfureuses appliquées au traitement des affections pulmonaires. Il ne suffit pas, pour les rejeter, de faire valoir que le gaz hydrogène sulfuré est impropre ou nuisible à la respiration, de démontrer que, contrairement à ce qui arrive à la suite de son ingestion dans l'estomac, il pénètre dans l'appareil circu-

latoire à sang rouge et doit donner lieu à des effets physiologiques opposés. L'experience, plus for'e que tous les raisonnements, a déjà prononcé, et les résultats acquis par Lallemand, dans l'établissement du Vernet, nous sont un sûr ga-
rant de ce que l'on peut obtenir ailleurs, en se plaçant dans
des conditions identiques. Or, quelles sources se prêtent mieux
a une expérimentation de ce genre? Le gaz hydrogène sulfuré s'en dégage en abondance et permet de tenir les malades
dans un milieu chargé de soufre. De plus, les circonstances
de climature sont les mieux appropriées aux personnes que
ces inhalations regardent. Aussi le temps n'est pas loin, nous
l'espérons, où l'on saura tirer parti de ces précieux avantages.

§ 5. — Effets physiologiques.

En thèse générale, une eau thermale est un agent complexe dont les effets résultent, et des principes qui la mi-
néralisent et du calorique qu'elle contient. La thermalité n'a
pas une importance clinique moindre que l'agrégat minéral.
Certaines eaux faiblement chargées de sels, comme Plombières,
le Mont-Dore, Néris, ne sont, en partie, redevables de leurs
propriétés qu'a leur haute température ; et si la plupart des
eaux chaudes, quelle que soit leur diversité de composition,
s'appliquent, avec un succès à peu près égal, à un grand nombre de cas analogues, elles le doivent évidemment à une condition commune ; cette condition, c'est la thermalité. A l'aide
de la chaleur contenue dans l'eau, le médecin peut obtenir à
son gré les effets les plus opposés. Sédation, excitation, sudation, rubéfaction, vésication, il lui est loisible de tout produire ; pour cela, il n'a qu'à varier le mode balnéaire, faire
passer l'eau par les différents degrés de l'échelle thermométrique. Les eaux d'*Hammam-Meskoutine* se prêtent aux applications les plus larges de la médication thermale ; c'est là
un fait incontestable. Mais n'agissent-elles, ainsi que le pré-
tendent quelques personnes, qu'à la manière de l'eau ordi-

naire, employée suivant le même mode et aux mêmes degrés de température? Les principes salins qu'elles tiennent en dissolution, les gaz qu'elles dégagent ne comptent-ils pour rien, dans leur action physiologique? La réponse à ces deux questions, nous allons la donner, dans les lignes suivantes où nous mettons à profit les observations de M. Grellois.

En traitant des modes d'administration, nous disions que le bain de piscine, suivant toute probabilité, jouissait seulement de propriétés afférentes à la température. L'oppression et la fatigue qui le suivent ne sont pas de nature à infirmer notre opinion, car les mêmes phénomènes s'observent après le bain ordinaire; mais, les sueurs abondantes éprouvées par beaucoup de malades, dans la journée et pendant la nuit, dénotent une action particulière qu'on ne remarque plus à la suite du bain simple.

Le bain de vapeur provoque un sentiment de brisement et des sueurs excessivement abondantes, qui obligent à garder dans son emploi certains ménagements. Ces sueurs s'accompagnent d'une chaleur et d'une cuisson, à la production desquelles les emanations sulfureuses contribuent, sans doute, pour la plus grande part.

La douche n'a pas d'effet général bien marqué. Localement, elle détermine une rougeur et une chaleur, en rapport avec la force et la durée de la percussion. Si elle est continuée plusieurs jours de suite, des douleurs et de la fatigue ne tardent pas à se faire sentir dans la partie soumise à son action. Ici, évidemment la composition chimique entre comme élément accessoire; la force, la durée du choc, la température de l'eau, sont les conditions essentielles.

Après un traitement de quelques jours les malades ressentent, sur toute la surface du corps, des picotements, en même temps que des vésicules discrètes et éphémères, sorte de poussée thermale, se montrent à l'abdomen, au pli du bras, dans l'intervalle des doigts. Au lieu de ces vésicules, c'est parfois une urticaire ou une éruption furonculeuse qui apparaît.

Dans le principe, les fonctions digestives acquièrent une grande activité ; au bout d'un mois, l'inappétence devient au contraire souvent complète.

Quand on l'ingère à trop haute dose dans l'estomac, l'eau fait naître de la pesanteur, de l'anorexie et des renvois. Règle générale, elle agit sur la défécation, comme un léger purgatif. Le registre d'observations d'*Hammam-Meskoutine* renferme deux ou trois cas de constipation opiniâtre, guérie par l'usage de la boisson minérale.

La sécrétion rénale est augmentée ; mais le liquide urinaire subit une modification spéciale dans sa couleur et donne lieu, chez beaucoup de malades, à un sentiment d'ardeur dans le canal, que M. Grellois a constaté sur lui-même.

Un état de pléthore, se traduisant par des troubles fonctionnels variés, congestion cérébrale, céphalalgie intense, malaise vague et indéfinissable, douleurs, a été maintes fois la conséquence d'une saison passée à *Hammam-Meskoutine*

Faut il y voir une contre indication formelle à l'emploi des eaux, dans les maladies de l'encéphale, du cœur, etc.? Théoriquement et à priori, la réponse ne semble pas devoir être douteuse. Pour les affections encéphaliques, les faits nous prouveront bientôt qu'en se hâtant de conclure on s'exposerait à se mettre en dehors de la vérité.

Nous avons insisté sur ces détails, parce qu'il est souvent possible de surprendre, dans l'action physiologique d'un agent médicamenteux, le secret de son action thérapeutique.

§ 6. — Action thérapeutique.

Jusqu'à ce jour, toutes les préventions défavorables ont pu se produire, avec quelque apparence de raison contre *Hammam-Meskoutine* ; car, à part, l'excellent mémoire de M. Grellois, mémoire nécessairement incomplet au point de vue clinique, aucun médecin n'a par devers lui assez de documents pour éclairer son opinion et déterminer sa conduite. Chacun

est réduit à apprécier ces eaux, d'après l'analyse ou leur analogie avec d'autres sources connues. Cependant les faits ne
manquent pas; ils sont même nombreux. Il s'agit de les colli-
ger, puis de les interpréter.

Nous allons successivement passer en revue toutes les maladies qui, par leur ensemble, permettent de tirer des conclusions
motivées. Les cas isolés ou peu nombreux seront réunis en
un tableau statistique, en attendant que d'autres faits viennent
leur donner une signification.

Paralysies. — Les paralysies, tenant à une lésion organique
ou fonctionnelle des centres nerveux, comportent-elles le régime des eaux? Dans l'affirmative, quand et comment convient-
il d'y avoir recours ?

Bourbon-l'Archambault, Balaruc, Bourbonne, Plombières,
ont depuis longtemps relevé la médication thermale de l'espèce
de proscription dont Bordeu l'avait frappée. Mais à quelle époque trouve t-elle son opportunité ? Deux opinions sont en
présence. L'une, la plus ancienne et la plus répandue se
prononce pour une époque éloignée du début de l'accident,
alors que tout travail congestif ayant cessé vers l'encéphale,
la paralysie n'existe plus que par elle-même. Réveiller la sensibilité engourdie dans le système nerveux périphérique, se-
couer la torpeur où l'habitude semble l'avoir plongé, tel est le
but qu'on se propose. L'autre, plus récente, est tout simplement la contre-partie de la première. Rejetant, comme mal
fondées, les craintes exprimées par la généralité des médecins,
MM. Regnault et Caillat commencent le traitement thermal au
moment le plus rapproché de l'invasion de la maladie. Ils déclarent que cette manière de faire augmente les chances de
guérison sans ajouter aux dangers de la médication. M. Durand-
Fardel adopte un terme moyen, entre ces deux opinions extrêmes et dit : le traitement thermal est indiqué lorsque la
marche des symptômes annonce que la lésion cérébrale est en
voie de retour ou de réparation. — Voyons ce que l'observation va nous apprendre à Hammam-Meskoutine :

GENRE DE MALADIE	ANCIEN-NETÉ	RÉSULTATS OBTENUS.
Hémiplégie gauche incomplete	8 ans.	Amélioration considérable (21 jours de tr¹).
Id. id	18 mois.	Plus de douleurs dans les membres — Liberté plus grande de mouvements.
Id. droite	3 ans.	Guérison à peu pres complete (25 jours de t¹)
Id. Id. incomplete	4 mois.	Augmentation de la force et de la précision des mouvements — Marche plus assurée
Id gauche incomplete	4 ans.	Amélioration considérable a plus⁣ʳˢ reprises
Hémiplégie	»	Effet negatif, homme adonne a la boisson.
Id. gauche	2 ans.	Traitement insuffisant.
Id. droite	1 an.	Amélioration considérable —Peut marcher sans béquilles.
Hémiplégie	»	Liberté plus grande des mouvements. — Marche presque normale.
Id droite survenue insensiblement — Fourmillement — Faiblesse. — Embarras de la parole.	2 ans.	Insucces.— Les eaux pouvaient-elles reussir dans ce cas, qui nous parait tenir a un ramollissement ?
Hémiplégie droite	2 ans 1/2	Prononciation naturelle — Liberté complete des membres. — Guérison.
Id.	3 ans.	Forces, assurance et liberté des mouvements plus grandes.
Id. mouvements très-bornés. — Grande faiblesse. — Claudication. — Céphalalgie.	4 ans.	Mouvements du bras plus étendus —Forces augmentées.— Claudication, céphalalgie à peine sensibles.
Hémiplégie gauche	6 ans.	Améln considle a deux reprises différentes
Id. droite, produite par la foudre.	6 mois.	Insuccès
Paralysies par suite de lesions cérébrales, traitées de 1844 à 1849	»	Guérisons 3 — Améliorations considérables 3. — Améliorations legères 2.
Faiblesse et amaigrissement des membres inferieurs, suites d'une affection de la moelle, survenue dans le cours d'une maladie grave	10 mois.	Guérison (2 mois 1/2 de traitement)
Paraplégie incomplète	3 ans	Amélioration legere
Id. id , douleurs, amaigrissement des membres inférieurs	3 ans.	Doulʳ et gêne dans la progression, disparues.
Id. id	2 ans.	Amélioration considérable.
Id. id	18 mois.	Id. id.
Id. — Tremblements. — Faiblesse. — Douleurs, marche titubante	9 mois.	Plus de tremblements. — Douleurs un peu augmentees. — Marche mieux assurée.
Paraplégie (femme)	7 ans	Effet nul.
Myélite — Douleurs à la région lombaire — Faiblesse du membre gauche	3 ans 1/2	Insucces ici comme à Barèges.
Paraplégie incomplète. — Faiblesse générale extrême — Grande raideur du tronc. — On est obligé de porter le malade sur un brancard.	6 mois.	Le malade va seul au bain. —Membres infʳˢ plus forts.— Raideur du tronc diminuee.
Paraplégie rhumatismale incomplète	7 mois	Guérison presque complète.
Myélite chronique	»	Insuccès
Tic convulsif et douloureux des membres — Membres inférieurs engorgés. — Faiblesse, marche difficile	4 ans.	Guérison.
Paraplégie syphilitique	1 an	Insuccès
Paralysie saturnine portant sur les muscles des avant-bras et de la jambe gauche (mineur)	8 ans.	Mouvements plus étendus, plus énergiques, plus précis
Paralysie générale des membres (enfant de 4 ans)	3 ans	Résultat à peu pres nul

Un premier coup-d'œil, jeté sur ce tableau, fait voir l'efficacité incontestable des eaux qui nous occupent, dans le traitement de la paralysie. Ainsi, sur 23 hémiplégies, nous comptons :

4 guérisons ;
13 améliorations considérables ;
2 améliorations légères.
4 insuccès.

Trois des insuccès s'expliquent par l'insuffisance du traitement ; reste donc un seul cas où l'action des eaux a été nulle. C'est celui du nommé Po₋gi, gardien de phare, au cap de Garde (près Bône), frappé par la foudre, le 5 décembre 1856. Au moment de son entrée à l'hôpital militaire (service de M. Mestre) où il fut soumis à notre observation, cet homme présentait trois plaies noirâtres du diamètre d'une pièce d'un franc, au mollet droit — Ces plaies, nous avons lieu de les attribuer à la projection des matières solides brisées par l'électricité, plutôt qu'à cet agent lui-même. — Sa figure portait l'empreinte d'une profonde stupeur ; son intelligence troublée, sa mémoire perdue, lui permettaient à peine de rappeler les circonstances principales de la fulmination. Quand il eut recouvré un peu de ses facultés, nous apprîmes que la foudre avait produit chez lui une perte de connaissance d'environ vingt minutes et une abolition assez longue (10 à 12 h.) des fonctions visuelles. La paralysie pour laquelle il prit les eaux d Hammam-Meskoutine n'était pas alors bien considérable : a-t-elle augmenté depuis ? C'est ce qu'il est permis de supposer, d'après la note suivante du registre de l'établissement militaire : Hémiplégie droite. — Perte presque complète de l'œil. — Douleurs. — Gêne des mouvements. — Marche pénible.

S'il ne nous enseigne rien quant à l'opinion de MM. Regnault et Caillat, puisque trois cas exceptés, la médication thermale ne fut appliquée que plusieurs années après l'apparition des symptômes paralytiques, ce tableau nous montre du moins l'innocuité et le succès des eaux employées à une

époque avancée. Les modifications survenues dans les phénomènes morbides, y sont, en outre, assez explicitement relatées pour que chacun puisse se former une opinion, en parfaite connaissance de cause.

Les paraplégies nous donnent :

    3 guérisons,
    5 améliorations considérables,
    1 amelioration légère,
    4 insuccès.

Quand la moelle épinière est ramollie, ou qu'une tumeur la
comprime, la paraplégie n'est qu'un symptôme secondaire dominé par la lésion spinale. Dans le rhumatisme, l'hystérie, à
la suite de certaines cachexies, des fièvres graves, d'excès vénériens, de l'absorption de certains poisons, elle se montre
au contraire comme maladie essentielle, c'est-à-dire indépendante de toute altération du centre nerveux rachidien. Les
eaux thermales, impuissantes dans le premier cas, jouissent
d'une activité très grande dans le second. Il importait donc
de connaître la nature des affections paraplégiques traitées à
Hammam-Meskoutine, pour poser l'indication de ces eaux, sur
une base rationnelle

Or, les renseignements nous font à peu près complètement
défaut. Tout ce que nous savons, c'est, qu'une fois, la para
lysie survint dans le cours d'une fièvre grave ; une autre
fois, chez un homme atteint, à deux reprises différentes, de
douleurs articulaires. Il est à présumer que, dans ce dernier
cas, l'affection se trouvait sous la dépendance du principe
rhumatismal : le succès des eaux est une raison de plus en
faveur de cette présomption.

Chez un indigène dont nous allons rapporter l'observation,
la cause pathogénique ressort clairement des circonstances qui
ont précédé et accompagné le développement de la maladie.

Aoussin Bourbaini, âgé de 20 ans, entre à l'hôpital militaire de Bône (service de M. Mestre), en janvier 1857, pour
des accidents syphilitiques consécutifs à un chancre induré du

filet, contracté en 1853. Un chapelet de ganglions petits, in dolores, contemporains du chancre ci-dessus, existe dans les deux régions inguinales. Le tibia droit est hypertrophié dans sa partie moyenne ; le cubitus du même côté présente deux renflements énormes, l'un à son tiers supérieur, l'autre un peu au-dessus de l'articulation radio-carpienne. Ces deux os sont le siége de douleurs vives à la pression, ou d'élancements nocturnes qui privent le malade de tout sommeil. La date de ces lésions remonte à deux ans : elles ont conséquemment paru un an après le chancre.

Depuis le commencement de 1856, la marche est devenue progressivement impossible ; le malade tremble, chancelle, et s'appuie sur la pointe des pieds. La sensibilité, intacte dans les membres inférieurs, offre à la plante des pieds une obtusion asez commune dans les affections spinales. La miction se fait difficilement ; elle est aidée par une pression assez forte sur la prostate, avec le doigt indicateur introduit dans le rectum.

La saillie des os propres du nez, enlevés par la carie, a fait place à une dépression caractéristique.

Une tumeur dure, élastique, adhérente à la peau, mobile sur les os sous-jacents, s'observe au niveau de la pommette droite.

Rien à la peau, ni sur les muqueuses.

L'état du malade, empirant tous les jours, malgré un traitement spécifique prolongé, on se décide à l'envoyer à Hammam-Meskoutine.

Depuis qu'il est revenu des eaux, nous nous sommes convaincu qu'aucun changement avantageux n'avait eu lieu, soit dans les lésions osseuses, soit dans les phénomènes paraplégiques.

Le doute n'est pas possible sur la nature syphilitique de ces troubles nerveux. Si les eaux ont été impuissantes à les modifier, on peut les en absoudre, car toutes les eaux thermales participent à la même impuissance.

Auprès des établissements qui reçoivent des hémiplégiques, l'eau en boisson, le bain de piscine modérément chaud, la douche, se partagent la thérapeutique ; le bain de vapeur est exclu.

Dans les paraplégies, les bains de piscine à haute température (Mont-Dore, Tœplitz, Balaruc), la sudation même (Plombières), prennent au contraire une grande place.

La pratique d'*Hammam-Meskoutine* a peu varié. La boisson minérale, les bains de piscine et de vapeur, toujours ; la douche quelquefois; tels ont été les moyens employés par les honorables médecins qui s'y sont succédés, dans le traitement des paralysies, en général. S'il y a avantage à rechercher l'action sudorifique du bain de vapeur, dans les troubles de l'innervation des membres inférieurs, n'y a-t-il pas danger, quand il s'agit de l'hémiplégie, à raison des phénomènes congestifs que ce bain ne manque jamais de susciter vers le cerveau? Bien qu'il n'en soit résulté jusqu'ici aucun inconvénient, la prudence veut qu'on se mette en garde contre des accidents dont les annales de la science ont enregistré quelques exemples.

Cachexies palustres. Tout le monde connait l'état précaire où tombent la plupart des individus minés par la fièvre, ou exposés pendant longtemps à l'action lente et délétère des effluves marématiques. Engorgement du foie et de la rate, œdème des extrémités inférieures, puis bientôt anasarque, épanchement dans les cavités séreuses, anémie avec son cortége de douleurs névralgiques, de troubles fonctionnels des appareils digestif et circulatoire, prostration des forces, amaigrissement graduel allant jusqu'au marasme, enfin diarrhée colliquative, voilà le tableau des accidents présentés par ces tristes victimes de l'impaludation. La médecine est frappée de nullité; le retour dans la patrie, le déplacement par altitude ou par émigration s'offrent alors comme seules ressources, et les malades, à raison de leur faiblesse, ne peuvent pas toujours en profiter. Ils entrent dans les hôpitaux pour achever de s'y user et en grossir le nécrologe.

Pourtant la nature, dans sa prévoyance, a mis partout le remède à côté du mal. Les eaux minérales possèdent des propriétés énergiques contre les cachexies palustres. Si les malades n'y retrouvent pas toujours la plénitude des forces et de la santé, ils en reviennent dans des conditions meilleures qui leur assurent le bénéfice du changement de lieu ou les mettent sur la voie d'un rétablissement prompt et complet.

Le nombre des cachectiques envoyés à *Hammam-Meshoutine* depuis la création de l'établissement thermal, n'a pas suivi une progression ascendante. Il va même diminuant chaque année. Rien n'explique cette sorte de défaveur, comme on peut le voir dans le tableau suivant :

GENRE DE MALADIE.	GUÉRIS	AMÉLIO CONSID	AMÉLIO LÉGÈRE	INSUCCÈS	TOTAL
Engorgement des viscères abdominaux..................	13	18	7	1	39
Engorgem. des viscères avec ascite	5	12	1	7	25
OEdème consecutif a des fievres rebelles................	»	»	1	»	1
Anasarque id. id.........	1	»	»	»	1
Anémie id. id........	3	1	»	»	4
Engorgement de la rate— Douleurs des membres, id........	4	2	»	»	6
Totaux...	26	33	9	8	76

En réunissant, d'une part, les chiffres des deux premières colonnes, d'autre part, ceux des deux dernières, on trouve que les succès sont aux insuccès comme 3, 5 : 1.

Toutes les modalités pathologiques de la cachexie palustre subissent à *Hammam Meskoutine* une modification favorable. La rate et le foie diminuent de volume, les épanchements séreux se résorbent en partie ou complètement, les douleurs des membres inférieurs, assez fortes pour devenir le symptôme prédominant, cèdent tout à fait ou perdent de leur intensité, l'état général devient meilleur.

Nous pouvons répéter ici, ce que nous disions au chapitre des paralysies, sur les moyens de traitement : l'eau en boisson, les bains de piscine et de vapeur ont été, dans tous les cas, concurremment mis en usage ; la douche n'a eu qu'une application restreinte. L'arsenic entre-t il pour quelque chose dans les résultats obtenus ? Nous posons la question sans la résoudre. L'eau ferrugineuse serait bien certainement un adjuvant utile au traitement, contre ces débilitations profondes de la constitution.

Une fois, des phénomènes de réaction nés sous l'influence des eaux et, quatre fois, des accès de fièvre, durent faire cesser la médication. Pour qui connait la facilité avec laquelle la fièvre récidive, quand les malades continuent de rester soumis aux conditions mauvaises où elle a pris naissance, ce dernier chiffre ne paraîtra pas sans valeur. Il plaide en faveur d'Hammam Meskoutine envisagé sous le rapport de la salubrité. Si la fièvre s'y montre dans certaines saisons, il n'y a là rien qui soit spécial à la localité et qu'on ne rencontre également dans toute l'Algérie ; si la fièvre y a régné parfois d'une manière quasi-épidémique, rien encore qu'on ne puisse expliquer par certaines conditions accidentelles ou anormales, telles que travaux de constructions, terrassements, etc. Les causes d'infection miasmatique, s'il en existe, sont légères et facilement amovibles. Un pays non marécageux, protégé par de hautes montagnes contre les exhalaisons des plaines, ne réunit point les conditions affectées par les hygiénistes, aux pays insalubres. D'ailleurs, si tout a été bien consigné au registre d'Hammam-Meskoutine, de 1849 à 1857 inclusivement, vingt-un malades seulement, sur six cent trente-neuf, ont été pris d'accès de fièvre pendant leur séjour aux eaux. Ces chiffres en disent plus que tous les raisonnements.

Dermatôses. — Dans l'aperçu général, qui va suivre, des résultats obtenus sur les affections cutanées, on objectera, sans doute, que quelques unes des dénominations employées n'offrent pas un sens bien précis, et ne sont plus en harmonie avec la nomenclature actuelle. Cependant, si elles nous laissent dans l'ignorance de l'espèce, elles nous éclairent suffisamment sur le genre de manifestation. D'ailleurs, une question domine la thérapeutique des dermatôses, celle de nature ; à ce point de vue, la dénomination de *dartre* employée ici conserve sa valeur. Toutes les affections cutanées, moins six, dataient de loin, et s'étaient montrées à plusieurs reprises. Or, l'ancienneté, l'opiniâtreté, la fréquence des récidives, caractérisent précisément, les éruptions liées à la diathèse herpétique.

DIAGNOSTIC.	GUERIS	AMELIO. CONSID	AMELIO LEGERE	INSUCCÈS	TOTAL
Eczema, cuir chevelu	2	»	»	»	2
— de la face	2	1	»	»	3
Psoriasis, cuir chevelu	1	»	»	»	1
— de la face	»	1	»	»	1
Pythiriaris, cuir chevelu	»	1	»	»	1
Teigne	»	»	»	4	4
Mentagre	2	1	3	»	6
Acne indurata, face	»	1	1	1	2
Eczema chronique	2	4	2	»	9
Dartres squammeuses	2	6	2	2	12
Eczema rubrum	»	1	»	»	1
Dartres rampantes, main, av.-bras.	»	1	»	»	1
Pythisiasis versicolor	1	»	»	»	1
Dartre pustuleuse, region scapulaire	»	»	1	»	1
Zona chronique	»	»	»	1	1
Affections cutanees, sans désignation d'especes	7	7	10	5	29
Dartres furfuracees	»	3	»	»	3
Totaux...	19	27	19	13	78

Les formes eczémateuses et squammeuses comptent beaucoup de succès. L'eczéma, le proriasis, la lèpre vulgaire, espèces principales de ces deux classes de dermatôses ne sont pourtant pas les moins fixes de la pathologie cutanée, ni les moins réfractaires à l'action des eaux minérales. A part Loëche, M. Devergie, (*Traité des Maladies de la peau* p. 263) connaît peu d'eaux qui guerissent l'eczéma. Le psoriasis, de l'avis de tous les médecins, résiste généralement aux moyens dirigés contre lui dans les établissements thermaux. — *Hammam-Meskoutine* jouit donc d'une action qui n'est pas dévofue à la majeure partie des eaux minérales, et dont les principes minéralisateurs nous gardent le secret. L'arsenic, partie intégrante de ces principes, a des propriétés connues depuis longtemps dans l'Inde, et aujourd'hui bien constatées dans le traitement des affections chroniques de la peau. Chaque jour, les solutions de Fowler, de Pearson, les pilules asiatiques, se prescrivent avec avantage, dans le psoriasis, la lèpre, l'eczéma, les lichen rebelles à toute médication. L'appropriation des eaux d'*Hammam-Meskoutine* au traitement des maladies cutanées, repose évidemment sur l'existence de ce métalloïde. Ainsi le pense le Conseil de Santé des armées, dans sa dernière instruction sur les eaux minérales.

Quelle est la succession des phénomènes locaux depuis le début du traitement jusqu'à la guérison? La maladie revient-elle à l'état aigu? Le retour de cette période d'acuité n'est signalé nulle part. Le silence gardé à ce sujet, par tous les médecins, nous autorise à admettre que les eaux d'*Hammam-Mes koutine* ne dérogent pas à la loi qui régit les chlorurées sodiques sulfureuses.

Quatre teignes furent traitées sans succès, sur les jeunes enfants de l'orphelinat de Mjez-Amar.

La mentagre, guérit deux fois complètement; une autre fois, les pustules diminuèrent de nombre et de volume.

Contre cette affection tenace, les douches locales d'eau et de vapeur, les lotions souvent répétées, nous paraissent les moyens les plus rationnels.

En résumé, les affections eczémateuses, squammeuses et acnoïdes, forment, d'après les faits connus, la spécialité thérapeutique des eaux d'Hammam-Meskoutine dirigées contre les dermatôses.

Affections syphilitiques — L'emploi des eaux thermales dans la syphilis soulève un grand nombre de questions, encore litigieuses. Cependant, il demeure acquis au débat. 1° Que les eaux ne constituent pas une médication spécifique de la diathèse syphilitique ; 2° qu'elles n'exercent d'action favorable que sur ses manifestations ; 3° qu'elles favorisent l'apparition d'accidents nouveaux, dans les syphilis latentes, ou rendent aux accidents leur physionomie propre dans les syphilis larvées. — Ceci posé, nous allons examiner quels enseignements découlent des faits observés depuis 1844. Ils se décomposent, ainsi qu'on le verra dans le tableau suivant, d'après la classification des accidents, en neuf séries de lésions, que nous reproduisons d'après les documents inscrits sur les registres dont nous avons eu communication, sans rien changer au libellé du diagnostic.

GENRE DE MALADIE.	GUERIS	AMELIO CONSID	AMELIO LEGERE	INSUCCES	TOTAL
Uretrite chronique................	1	»	»	1	2
Adenite syphilitique en suppuration	»	»	»	1	1
Ulcération serpigineuse du gland et des aines.........................	»	»	»	1	1
Syphilides................	5	2	3	1	11
Ulcérations secondaires...	1	»	»	1	2
Periostose du crane...............	1	»	»	»	1
Douleurs ostéocopes et exostoses..	3	5	1	4	13
Ozène syphilitique, destruction de la cloison....................	»	»	1	»	1
Affections syphilitiques (indetermi- nees)	»	3	1	1	5
Totaux...	11	10	6	10	37

Les succès, on le voit, l'emportent un peu sur les insuccès.

La forme des syphilides est rarement indiquée. L'avenir se chargera de combler cette lacune. Dans un cas, la guérison porte sur une éruption pustuleuse ; dans un autre, sur une éruption papuleuse. En général, les formes pustuleuses se trouvent avantageusement modifiées.

Un écoulement urétral chronique disparut entièrement. Ce fait s'observe souvent après l'emploi des eaux sulfureuses ; M. Baizeau, agrégé à l'école du Val-de Grâce, l'a noté aux eaux de Viterbe (Etats-Romains). La maladie avant de guérir, traverse-t-elle une période d'acuité? la chose est possible mais non indispensable.

Deux ulcérations primitives, les seules qui aient été reçues à l'établissement, une adénite ulcérée et un ulcère serpigineux du gland et des aines n'éprouvèrent aucune amélioration. Le dernier, existant depuis six mois, donnait lieu à des douleurs vives et à une suppuration abondante. Le traitement apporta d'abord un peu de calme aux souffrances et réveilla ensuite des douleurs intolérables.

Trois années successives furent nécessaires, chez une femme de quarante-cinq ans, pour amener à cicatrisation complète des ulcérations secondaires, livides et sanieuses qui recouvraient la poitrine, la face, les épaules et les membres. Chaque année la cicatrisation se faisait partiellement et les parties restées malades prenaient un aspect meilleur. Pourquoi les Arabes ne vivent-ils pas plongés dans ces piscines? Tous les vieux types de la vérole semblent s'être réfugiés parmi eux; la race entière est horriblement entachée de vice syphilitique.

Les douleurs ostéocopes, précédant ou accompagnant les lésions osseuses spécifiques s'apaisent presque toujours; deux fois cependant elles prirent plus d'intensité. Quant aux lésions osseuses, elles restent invariablement stationnaires et ne font aucun progrès, soit en bien, soit en mal.

Névralgies. Parmi les causes déterminantes des névralgies, les auteurs, Valleix, Sandras, Jolly, L. Fleury, s'accordent à signaler, comme la plus commune, l'action du froidhumide sur l'organisme.

Entre les différentes espèces de névralgies, la sciatique semble celle où l'influence de cette cause est le mieux démontrée. « Dans tous les cas où l'interrogatoire a été fait d'une manière exacte, dit Valleix, la cause occasionnelle le plus fréquemment constatée, a été un refroidissement prolongé. » Ce qui revient à dire que la sciatique est presque toujours sous la dépendance du principe rhumatismal, et que dès lors elle doit céder à l'application de la chaleur et à l'exaltation artificielle de l'activité cutanée.

A défaut de renseignements étiologiques positifs, nous

avons, dans la profession et dans l'âge des sujets reçus à *Hammam-Meskoutine,* des raisons suffisantes pour fixer notre opinion. — En effet, 17 sur 21 étaient militaires ou journaliers, et tous, sans exception, se trouvaient par position, incessamment exposés aux intempéries atmosphériques. L'habitation des bivouacs, le coucher sur la dure, les gardes nocturnes, conditions habituelles de la vie du soldat en Afrique, ne sont guère propres à le garantir des douleurs rhumatismales. D'un autre côté, son genre de vie, ses occupations, ses habitudes hygiéniques, ne procurent pas au journalier, une immunité bien directe contre les mêmes douleurs.

Le plus jeune avait 19 ans, le plus âgé 58 ; c'est-à-dire que la maladie s'est manifestée à un âge où l'influence des habitudes professionnelles ne peut être révoquée en doute.

La règle générale, qui veut que la sciatique soit due à l'action du froid, comporte des exceptions. La compression du nerf par une tumeur intrà ou extrà-pelvienne, produit très bien cette névralgie, sans la moindre participation du froid. Témoin, une religieuse qui, à la suite d'un abcès de la fesse gauche, commença de ressentir des douleurs vives et de l'engourdissement dans tout le membre inférieur. La guérison fut obtenue, au bout de deux ans de souffrances, le jour où les eaux eurent fait justice de l'induration consécutive de l'abcès.

Dans un autre cas, la névralgie datant de 5 ans, coexistait avec un engorgement au point d'émergence du nerf. Les symptômes morbides s'amendèrent en même temps que l'engorgement et d'une manière presque parallèle. —Voyons maintenant les résultats obtenus dans les *névralgies rhumatismales.*

GENRE DE MALADIE.	GUÉRIS.	AMELIO CONSID	AMELIO LEGERE.	INSUCCES	TOTAL
Sciatiques chroniques	»	2	3	2	7
Sciatiques récentes.	4	8	1	1	14
TOTAUX...	4	10	4	3	21

Sous le premier titre, nous avons compris les névralgies fe-moro-poplitées dont l'origine remontait à plus d'un an. La balance y est à peu près égale entre les améliorations et les insuccès.

Sous le second, celles dont la durée ne dépassait pas un an. Dans presque tous les cas, la guérison a été complète ou l'amélioration considérable.

De ces faits, nous pouvons tirer les conclusions suivantes :

1º Les eaux d'Hammam-Meskoutine ont une action curative évidente, sur les névralgies sciatiques ;

2º Le succès est d'autant plus certain que l'affection est moins ancienne.

— Une névralgie occupant à la fois les nerfs de la 5ª paire, les nerfs intercostaux et sciatique gauches, et une dermalgie du cuir chevelu, ancienne et tellement intense que le moindre tiraillement des cheveux excitait des douleurs vives, furent considérablement améliorées.

Les *névroses* tiennent une bien petite place dans notre cadre Elles sont représentées par les huit faits suivants :

1º Céphalée opiniâtre, et gastro-entéralgie, suite de chagrins prolongés. — Homme de 45 ans. — Insuccès. — Les mêmes accidents furent guéris, il y a longtemps, par les eaux de Saint-Laurent (Ardèche) ;

· 2º Contraction et atrophie des membres pelviens. — Douleurs à la région lombaire. — Homme de 25 ans. — Insuccès ;

3º Faiblesse et tremblements convulsifs des muscles de la moitié gauche du corps, suite de choléra. — Insuccès ;

4º Accès épileptiformes, survenus depuis la cessation des règles. — Femme de 48 ans. — Insuccès. — Une note de M. Miramont nous apprend qu'une femme, entrée pour une affection articulaire et sujette à des attaques épileptiformes, ne put faire usage des bains de vapeurs, parce qu'ils appelaient et rapprochaient les accès ;

5º Névralgie viscérale, tremblemement des membres. — Homme de 45 ans. — Plus de tremblements ;

6° Colique nerveuse. — Amélioration légère ;

7° et 8° Gastro-entéralgie, avec constipation habituelle. — Une diarrhée, déterminée par l'eau prise en boisson, fit cesser ensemble les douleurs et la constipation.

Plaies d'armes à feu. Les accidents consécutifs aux blessures par armes de guerre varient suivant les régions, suivant les tissus, suivant mille circonstances bien connues, qu'il serait trop long d'énumérer ici. Règle générale : les organes frappés demeurent, pendant longtemps, sinon toujours, troublés dans leur fonctionnement régulier. Les membres restent affaiblis, douloureux, quelquefois atrophiés ou paralysés ; les articulations raides ou complètement privées de leur jeu physiologique. Les tissus de cicatrice, sous l'imminence continue de l'inflammation et de l'ulcération, deviennent le siége de douleurs vives, par les moindres variations atmosphériques. Souvent enfin, des abcès et des fistules se développent et s'éternisent, entretenus par une altération des os ou des corps étrangers oubliés au sein des parties.

A une certaine époque de leur durée ces accidents sont en tout ou en partie, justiciables de la médication thermale. Barèges, Bourbonne, jouissent d'une réputation justement méritée, comme eaux *d'arquebusade,* pour nous servir du vieux terme ; *Hammam-Meskoutine* ne demande qu'à faire ses preuves. Les différentes affaires de l'armée d'Afrique, la dernière guerre de Crimée, ont, depuis 1849, fait passer par l'établissement thermal, 88 cas de plaies d'armes à feu dont la nature et les résultats sont mentionnés ci-après.

Ce tableau renferme 91 cas de blessures, plusieurs sujets ayant présenté à la fois des lésions d'ordre différent.

Les ankyloses consécutives aux graves lésions articulaires, la paralysie des membres par désorganisation des troncs nerveux, la rigidité des doigts, par destruction des muscles et des tendons, sont susceptibles d'une amélioration bien légère. Par contre, le phénomène *douleurs,* reçoit de la part des eaux, une influence sédative très prononcée, même quand il tient d'une manière évidente à la lésion des filets nerveux. Tous les médecins conviennent néanmoins que les eaux doivent être maniées avec prudence, car elles exaspèrent les douleurs, si on y a recours avant le temps. Cette exaspération eut lieu dans trois cas, datant de 6 mois, de 1 an, de 18 mois. La dernière fois l'os coxal profondément nécrosé était le siége d'une suppuration abondante, et d'une élimination continue d'esquilles.

Dans quatre cas, des projectiles logés dans les tissus, causaient de la douleur et de la gêne dans les mouvements. Les eaux firent disparaître les effets, sans détruire la cause, c'est-à-dire sans déterminer l'expulsion des projectiles.

Une fois, il y eut élimination d'esquilles, et deux fois guérison de plaies fistuleuses.

En résumé, *Hammam Meskoutine* agit surtout en favorisant, dans les parties blessées, le mouvement de nutrition et l'action musculaire, en assouplissant les tissus normaux ou de cicatrice, en calmant la douleur quels qu'en soient d'ailleurs et la cause et le point de départ.

GENRE DE MALADIE.	GUÉRIS	AMÉLIO CONSID.	AMÉLIO LEGERE	INSUCCÈS	TOTAL
Atrophie, raideurs, faiblesse, douleurs des membres	15	26	9	8	58
Ankylose, suite de fracture ou de lesions articulaires	1	1	»	5	7
Paralysies complètes ou incomplètes	»	3	»	2	5
Rigidité, immobilité des doigts, suite de coups de feu à la main ou à l'avant-bras.	»	2	1	4	7
Cicatrices douloureuses ou inextensibles	»	3	»	1	4
Raideur, faiblesses, claudication, contusion du genou par un boulet	1	»	»	»	1
Fistules, suite de coups de feu . .	2	1	1	3	7
Pleuro-Pneumonie chronique, suite de ballo pénetrante	1	»	»	»	1
Retraction des muscles de la cuisse (coup de feu en seton)	»	»	»	1	1
TOTAUX...	20	36	11	24	91

Les succès sont aux insuccès dans le rapport approximatif de 2 à 1.

Lésions chirurgicales diverses.

LÉSIONS.	GUÉRIS	AMÉLIO CONSID	AMÉLIO LEGERE.	INSUCCÈS	TOTAL
Affections articulaires, suite de chute ou de contusion	7	7	2	1	17
Entorses . . . ;	7	12	5	5	29
Coxalgie	»	8	3	5	16
Tumeurs blanches du genou. . .	»	4	»	1	5
Hydarthrose.	4	1	5	»	10
Effets de fractures	9	10	2	3	24
Effets de luxations.	3	4	»	»	7
Douleurs, suite d'efforts ou de contusions	3	2	»	1	6
Carie, nécrose des os, trajets fistuleux.	1	2	2	5	10
Engorgement glandulaire. . . .	2	»	3	2	7
Ulcères atoniques. Ulcérations diverses	3	1	»	1	5
Ankylose, suite de fracture . . .	1	»	2	4	7
— de luxation. . .	1	»	»	4	5
— d'entorse. . . .	1	»	1	2	4
— d'arthrite. . . .	»	3	4	8	15
— d'abcès extra-articulaire	»	4	»	1	5
Suites de blessures, sans autre désignation	12	18	14	14	58
TOTAUX...	54	76	43	57	230

Les affections articulaires ressortissant à la pathologie chirurgicale, ont fourni, comme on le voit dans ce tableau, un ample contingent de faits.

L'entorse, qui y figure pour un chiffre assez élevé, est une maladie sérieuse, aboutissant souvent à la tumeur blanche et finalement à l'amputation. En 1848, le conseil d'État s'émut du grand nombre d'amputations de jambe, ayant pour origine, dans l'armée, une entorse négligée ! En 1852, Baudens, de regrettable mémoire, démontrait par des chiffres que 3 fois sur 4, l'ablation du membre inférieur, était pratiquée à la suite d'entorses mal traitées ; dans le but d'y mettre un terme, il s'efforçait de vulgariser le traitement par l'eau froide. Mais quoiqu'on ait fait, les accidents consécutifs à des mouvements forcés des articulations, ne laissent pas d'être encore fréquents. « Malheur à qui s'endort dans une sécurité trompeuse, a dit Baudens, et traite avec une légéreté dont il sera victime toute entorse qui n'aura pas cédé complètement dans le délai d'un mois à six semaines! » — Rien de plus insidieux que cette affection. La plus grave s'annonce par des phénomènes insignifiants qui sont loin de faire présager le résultat final. Un faiblesse légère dans le pied, un peu d'empâtement le soir autour des malléoles, quelques douleurs provoquées par les premiers mouvements exécutés au saut du lit, sont des symptômes auxquels on ne prête guère d'attention. Et pourtant ils préludent à des symptômes plus graves, quand la maladie, surtout, trouve dans la constitution un élément à son développement.

Toutes les arthropathies de cause traumatique ont, dans les eaux *d'Hammam-Meskoutine* un modificateur puissant, capable de les arrêter dans leur marche désorganisatrice et de les faire rétrograder, alors que les moyens chirurgicaux demeurent sans effets. Sous son influence, la raideur, la gêne, la douleur dans les mouvements, les épanchements peri ou intràarticulaires, ne tardent pas à disparaître ; les lésions organiques profondes, quoique perdant de leurs chances assurément, reculent souvent encore au lieu d'avancer, ou se réduisent complètement. A l'appui de cette dernière assertion, nous citerons la guérison de deux tumeurs blanches tibiotarsiennes (douleur, engorgement, fistule, suppuration de mauvaise nature) consécutives à une entorse. Le traitement ne doit jamais suivre de trop près l'invasion de la maladie ; car une excitation vive et nuisible a été ici la conséquence de la médication instituée, dans deux cas d'entorses dont l'origine ne remontait pas à plus de trois mois.

Si nous réunissons ensemble les entorses et les arthrites résultant de chutes ou de contusions, nous trouvons :

Jamais propriétés curatives ne furent, ce nous semble, mieux établies.

Les tumeurs blanches des articulations de la hanche et du genou reconnaissaient, pour cause, quelques-unes une violence extérieure, le plus grand nombre un vice scrofuleux. L'amélioration a porté, quelles que fussent d'ailleurs la nature et l'ancienneté de la maladie, sur l'engorgement, la douleur, la force et l'étendue des mouvements, mais ce n'est quelquefois, qu'après plusieurs saisons thermales, qu'elle est devenue sensible. Les eaux eurent pour effet de réveiller les douleurs, dans un cas de coxalgie récente (4 mois), suite de luxation tardivement réduite, et dans une coxalgie ancienne, avec abcès ouvert à la hanche et suppuration abondante.

L'influence exercée sur l'hydarthrôse, peut se conclure des faits précédents. Si la médication thermale a assez de puissance pour résoudre des engorgements motivés par des altérations organiques, *a fortiori* doit-elle en avoir assez pour dissiper des accumulations liquides tenant à une simple aberration des fonctions d'absorption. —L'épanchement peut résister, mais la douleur qui l'accompagne s'apaise, de sorte que le bénéfice est toujours réel.

Le raccourcissement, les déviations, qui suivent les fractures mal réduites ou mal contenues, incombent à la chirurgie. Le faiblesse, l'engorgement des parties situées au-dessous ou autour de la section de membre fracturé, la raideur des muscles ou des tissus fibreux environnants, les fausses ankyloses des articulations, tous ces phénomènes imputables soit au traumatisme, soit à l'immobilité prolongée, tombent au contraire sous l'empire de la médication thermale.

Il en est de même des troubles articulaires déterminés par les luxations, tels que : engorgement, douleur, perte complète ou partielle des mouvements volontaires ou communiqués.

L'anatomie pathologique nous permet de comprendre la résistance opposée par l'ankylose à l'hydrothérapie. Les insuccès d'*Hammam-Meskoutine* n'ont rien de compromettant, rien qu'on ne trouve inscrit au compte de toutes les eaux minérales.

Deux abcès par congestion furent promptement amenés à maturité par l'administration des eaux. M. Grellois, en faisant mention de ce résultat, dit qu'on ne pouvait s'attendre à autre chose. C'est aussi notre avis : la disparition d'un abcès par résorption du pus, se produit trop exceptionnellement pour qu'on puisse y compter jamais. La terminaison par ulcération, telle est la règle générale. Or, quand il a sa raison dans une lésion osseuse, ostéite, carie, nécrose, tubercules etc., l'abcès une fois ouvert, donne lieu à une suppuration qui persiste. Il est admis que les eaux jouissent alors d'une remarquable efficacité.

23 fistules développées à la suite de plaies d'armes à feu, de tumeurs blanches, d'altérations osseuses variées ont donné ici :

<pre>
Guérisons....................   5
Améliorations considérables ...   5
Améliorations légères........   3
Insuccès................... 10
</pre>

Comme les caries, les nécroses, etc., demandent un temps très long pour guérir, et que le séjour aux eaux n'a duré qu'une saison, il est probable que le nombre des guérisons s'accroîtrait avec la persévérance dans le traitement. Ce dernier, quand il ne résout pas entièrement la maladie, rend la suppuration moins abondante et de meilleure nature.

Dans tous les faits relatés ci-dessus, dans beaucoup d'autres qu'il nous suffira d'énoncer plus loin, engorgements glandulaires (ganglions, mamelle, testicule), etc., etc., l'action résolutive des eaux est mise en lumière; leur vertu détersive et cicatrisante, tout aussi évidente, s'appuie jusqu'à présent sur la tradition, bien plus que sur des observations médicales régulières.

Douleurs rhumatismales, arthritiques et musculaires. — Le rhumatisme est le triomphe de la médication thermale. Qu'il siége sur les articulations ou sur les muscles, qu'il soit fixe ou mobile, intermittent ou continu, ancien ou récent, les cas où il résiste complètement forment la très petite exception. Les qualités chimiques des sources ont, dans l'espèce, une importance thérapeutique minime; la thermalité, les procédés hydrothérapiques jouent, au contraire, un rôle capital. L'aggravation des douleurs est le seul écueil à éviter dans la conduite du traitement. Or, sur 183 rhumatisants admis aux eaux dans l'espace de neuf ans, six seulement subirent cette aggravation. — Chez cinq d'entr'eux, la maladie était vieille de trois ans et plus. — Il suit de là que les chances d'échapper au danger sont grandes et que, dans tous les cas, il vaut mieux prendre conseil de l'acuité actuelle des symptômes que de l'ancienneté de la maladie.

De 1849 à 1857, les rhumatismes se classent ainsi qu'il suit :

GENRE DE MALADIE.	GUERIS	AMÊLIO CONSID	AMELIO LEGERE.	INSUCCES	TOTAL.
Rhumatismes articulaires chroniques..........................	23	26	14	5	68
Rhumatismes articulaires recents (ayant moins d'un an de date).	12	19	1	1	33
Rhumatismes musculaires.........	26	31	10	5	72

Avant 1849, le départ exact des différentes espèces de rhumatismes est impossible, faute de données précises.

	GUERIS	AMÊLIO CONSID	AMELIO LEGERE.	INSUCCES	TOTAL.
Douleurs rhumatismales..........	25	25	21	6	77
Soit au total....	86	101	46	17	250

Si nous reportons nos regards en arrière, nous verrons que l'influence sédative des eaux sur la douleur, est une loi générale; mais que cette influence s'exerce à son maximum, quand la douleur a pris naissance à la suite de perturbations atmosphériques.

Le tableau suivant renferme, à titre de renseignements, le complément des affections reçues et traitées à l'établissement thermal, de 1844 à 1857, inclusivement : elles sont, ou négatives ou numériquement trop faibles pour servir de base à une légitime induction.

GENRE DE MALADIE.	GUERIS	AMELIO. CONSID	AMELIO LEGERE	INSUCCES	TOTAL
Goutte	»	»	1	1	2
Retraction des flechisseurs (cause inconnue)	»	»	1	1	2
Atrophie du deltoïde	»	1	»	»	1
Cicatrices adherentes	»	2	»	»	2
Fistule dentaire et tumeur a la joue.	»	»	1	»	1
Suite de congélation	»	4	1	12	17
Faiblesse de constitution	»	1	1	»	2
Scorbut	»	1	»	»	1
Rachitisme	»	»	2	»	2
Blepharite chronique	»	»	1	»	1
Otite chronique, otorrhée, surdite.	»	»	»	4	4
Engorgement du col uterin	»	1	»	»	1
Orchite chronique	»	»	»	»	1
Hépatite chronique	»	2	»	1	1
Aménorrhee	1	»	»	»	3
Tumeur de l'ovaire	»	»	1	»	1
Affections de poitrine	»	»	1	1	1
1 gravelle, 1 scrofule, 1 hydrocèle, 2 abcès par congestion, 2 fistules urinaires, 1 gastrite chronique..	»	»	»	8	8
Totaux...	2	12	10	28	52

Conclusions.

Il ressort clairement de l'étude à laquelle nous venons de nous livrer que les eaux d'*Hammam-Meskoutine* sont indiquées dans les cas suivants :

1° Hémiplégies et paraplégies tenant à une lésion organique ou fonctionnelle des centres nerveux.

2° Cachexies palustres (engorgements des viscères, hydropisie, anémie, douleurs des membres).

3° Affections cutanées chroniques (formes squammeuses, eczémateuses et acnoïdes principalement).

4° Accidents syphilitiques (syphilides, ulcérations secoudaires, douleurs ostéocopes).

5° Névralgies sciatiques.

6° Plaies d'armes à feu (raideurs articulaires, — douleurs, faiblesse, atrophie des membres — cicatrices douloureuses et inextensibles — fistules, etc.)

7° Arthropathies (entorses — arthrites traumatiques — tumeurs blanches — hydarthroses — fausses ankyloses).

8° Fistules consécutives à une lésion des os.

9° Douleurs — engorgements — raideurs articulaires — suites de fracture ou de luxation.

10° Engorgements glandulaires chroniques (ganglion, mamelle, testicule, etc.)

11° Ulcères atoniques, — ulcérations diverses non spécifiques.

12° Douleurs rhumatismales, arthritiques et musculaires.

En formulant ces conclusions, nous ne sommes pas suspect de partialité ; les pièces du procès ont été publiées *in extenso ;* le lecteur en les parcourant verra si nous avons dépassé les limites d'une analyse consciencieuse et d'une saine critique.

L'efficacité de ces eaux étant authentiquement et surabondamment démontrée, nous appuyons de tous nos vœux les tentatives faites pour les tirer de l'oubli, et leur restituer, au profit de la colonisation algérienne, l'importance qu'elles avaient acquise au temps des Romains. — Aujourd'hui que l'Afrique est à deux jours de la France, à trois journées de Paris, nous avons la conviction qu'elles deviendront, pendant la saison d'hiver, le rendez-vous des baigneurs, le jour où un établissement bien disposé, permettra d'y trouver le confort des thermes de France et d'Allemagne. Car, ainsi que l'a dit avec beaucoup de justesse l'honorable Rédacteur en Chef de la *Gazette médicale de l'Algérie*, le Dr A. Bertherand : « Parmi les éléments si divers de l'efficacité et de la mode des eaux minérales, il faut compter en première ligne le bien-être et l'agrément des habitudes matérielles, le plaisir et les jouissances que peuvent seuls dispenser avec largesse, les attraits du site, une végétation riante et variée, une viabilité facile, les distractions répétées, en un mot la satisfaction, aussi complète que possible, de toutes les exigences d'une vie dolente et désœuvrée. »

Hamman-Meskoutine possède, au plus haut degré, ces éléments de vogue et de faveur, inhérents au site, à la végétation, à la beauté du climat, aux propriétés des eaux ; il reste à le doter des conditions propres à assurer les jouissances et le bien-être de la vie matérielle.

Salah-Bey et le Hamma, près Constantine.

Par le Dr A. Bertherand, Médecin Principal de l'armée.

§ 1er. — Description générale.

Lorsque, de la plate-forme qui borde, au Nord, le sommet tronqué du parallélipipède rocheux sur lequel s'élève l'ancienne Cirta, la vue plonge à travers la coupure que les cascades bruyantes du *Rummel* ont ouvertes à l'écoulement de la rivière, l'œil aime à contempler un îlot de verdure dont la végétation luxuriante contraste heureusement avec la sécheresse et la nudité des plateaux ondulés qui environnent Constantine.

De forme ovalaire, courant du Nord au Sud, dans son plus grand diamètre, l'oasis peut avoir 3 kilomètres de longueur sur une largeur moitié moindre : elle est remarquable par le développement considérable des essences arborescentes qui ombragent ses vergers et ses jardins. C'est là que les habitants de Constantine viennent s'approvisionner de légumes et de fruits.

On peut évaluer à 800 hectares la superficie de ce vallon privilégié, abondamment pourvu d'eau par les deux versants qui l'encaissent. Sur la pente gauche, relativement à l'observateur placé comme je l'ai dit tout à l'heure, —à l'Ouest par conséquent, — se balancent, au gré de la brise, les cîmes de deux gigantesques palmiers, au dessus d'un marabout resplendissant de blancheur.

C'est *Salah-Bey*, superbe campagne (ainsi nommée du Bey qui y avait établi sa demeure d'été), distante de 6 kilomètres environ de Constantine. On y rencontre des restes de thermes romains, aujourd'hui encore utilisés par les indigènes. En-

lr'autres souvenirs du passage du grand peuple, Salah Bey
possède un grand bassin carré et couvert, construit en assises de pierres surmontées de belles briques d'un rouge foncé,
bordé de cinq loges voûtées. Le sol de ces cellules est creusé
d'un nombre égal d'auges ou de baignoires monolithes, en
calcaire très dur, qui reçoivent l'eau du bassin central, par
l'intermédiaire de conduits s'ouvrant à volonté.

Des indices non moins significatifs se remarquent sur le
versant oriental de l'oasis de Constantine. « Ce site magnifique
« ne pouvait manquer, » dit le Dr Guyon (*Moniteur algérien,*
26 janvier 1841), « d'attirer les regards du peuple dont nous
« retrouvons si souvent les traces en Algérie. Il fut, en effet,
« habité par les Romains qui devaient y avoir des maisons
« de plaisance et des établissements de bain. Ce sont peut-être
« des restes d'une construction de cette nature qui existent
« à peu près au centre de l'oasis, sur la rive droite du tor-
« rent : ils consistent dans des pans de mur d'une grande épais-
« seur et de vingt à vingt-cinq pieds d'élévation. » Ces ruines,
que nous visitâmes nous-même, douze années plus tard, laissaient voir, debout au-dessus du sol, cinq assises de pierres
taillées, surmontées de fragments de mur en beton. Des pierres pareilles aux précédentes étaient dispersées tout autour.

D'autres gisements formés de larges dalles aujourd'hui encore parfaitement juxtà-posées sur plusieurs points, permettent
de suivre la direction d'une belle voie romaine, au milieu de
l'oasis.

Les eaux qui alimentent le territoire du *Hamma* proprement dit, naissent au pied du côteau, à travers un lit épais de
cailloux et de graviers, d'aspect lisse et brillant, polis qu'ils
sont incessamment par le frottement continuel que leur imprime le mouvement vertical de projection du liquide, dans
son mode d'émergence. Entre leur origine et le torrent inférieur qu'elles constituent, les rigoles d'écoulement s'arrêtent dans des excavations ou de petits lacs bordés de joncs
et de typhas, dont les rives pierreuses sont recouvertes d'une

paludine très commune dans la plupart des eaux thermales
et ordinaires du pays.

Les Arabes désignent sous le nom de *Rivière chaude* le
torrent qui descend de l'oasis du *Hamma*.

§ 2. — Considérations géologiques.

Les terrains d'où jaillissent les sources du Hamma sont, ou
des tufs que les eaux elles-mêmes ont formés par leurs dépôts, ou bien des alluvions modernes. Toutefois, ces terrains
variés s'encadrent tous dans un bassin bordé par le calcaire
néocomien de Constantine (étage inférieur des terrains cré-
tacés) qui se montre en couches puissantes dans la chaîne du
Djebel Salah, et dans le piton du Hamma, situé à droite de
la route de Philippeville à Constantine, un peu au-dessus de
l'hôtel du Hamma. Il est donc probable, d'après M. l'ingénieur
Lebiez, que les sources traversent le terrain néocomien.

En général, les sources thermales de la banlieue de Constantine peuvent être considérées comme sortant à peu près
au même niveau, dans tout le bassin formé par le calcaire
néocomien. Bien que les terrains d'où elles sourdent soient
de nature assez diverse, partout où ils ne sont pas constitués
par du calcaire néocomien, ils le recouvrent du moins sur
une petite épaisseur. Aussi, la température et la composition
de ces eaux varient-elles peu. On peut les regarder comme le
produit d'une même nappe artésienne sortant par les failles
dues au soulèvement des roches précitées. La profondeur de
cette nappe artésienne serait de cinq cents mètres environ
au-dessous de l'émergence moyenne des sources, c'est-à-dire
que son niveau s'écarterait peu de celui de la mer.

§ 3. — Propriétés physiques.

Les eaux de *Salah-Bey*, comme celles du *Hamma*, sont
belles et limpides, tièdes au toucher.

La température des premières, lorsque nous les visitâmes pour la première fois, le 17 août 1852, à 10 heures du matin, marquait + 27°,5 centigrades, le thermomètre, à l'air, donnant + 25°. Par un temps bien différent, au mois de décembre suivant, le ciel étant couvert et la température extérieure à + 13°, nous avons encore trouvé + 27° dans le grand bassin.

Cinq sources principales se distinguent entre toutes celles disséminées sur l'étendue du *Hamma*. En voici l'énumération sommaire, le jaugeage, la température et l'altitude, d'après M. Lebiez.

1° Source *supérieure*. Debit : 2,670 litres à la minute. Température, 37° Altitude, 502 mètres.

2° Source *inférieure*. Débit : 3,864 litres. Température, 35°. Altitude, 486 mètres. C'est la plus considérable de toutes, elle alimente presque tous les moulins de l'oasis.

3° Source d'*Aïn ben Sba*. Debit : 2,850 litres à la minute. Altitude, 399 mètres.

4° Source d'*Aïn Touta* Débit · 2,465 litres à la minute. Altitude, 426 mètres.

5° Source d'*Aïn Bérégli* Debit : 508 litres à la minute. Altitude 505 mètres.

M. Guyon, qui a visité le *Hamma*, le 8 août 1840, n'assigne aux deux principales sources qu'une température de 31° centigrades, l'air ambiant étant à + 27°. C'est aussi l'indice que nous avons trouvé, en 1852, au griffon des sources inferieures, où le degré de chaleur, d'après M. Lebiez, décroit en raison même de la déclivité de l'émergence.

§ 4. — Proprietes chimiques.

Nous ne connaissons qu'une seule analyse de l'eau du Hamma, reproduite, sans désignation d'auteur, par M. le Dr Guyon, dans le *Moniteur algérien* du 26 janvier 1841, d'où nous l'extrayons textuellement.

1,000 gr. contiennent :

Acide carbonique libre, à peu près le volume de l'eau.

Chlorure de sodium 0, 195

Carbonate { de soude 0, 115
chaux.. .... 0, 436
magnésie............ ... 0, 008

Oxyde { de fer.... .... 0, 145
manganèse .... traces

Matière organique combinée en partie avec
l'oxyde de fer........................ 0, 033

Total des principes fixes . . 0, 932

Je ne crois pas que l'analyse des thermes de *Salah-Bey* ait jamais été faite. Mais tout autorise à penser que leur composition ne diffère pas sensiblement de celle des eaux du *Hamma*. Les conditions géologiques locales, dont nous avons parlé, semblent corroborer la présomption de cette analogie.

§ 5 — Emploi.

La fréquentation par les indigènes des eaux de *Salah Bey* et du *Hamma*, paraît jusqu'à présent avoir eu un but plutôt hygiénique que médical, pour *Salah-Bey* surtout, dont le site l'emporte beaucoup sous le rapport de la salubrité et de la richesse du coup-d'œil. Le sol encaissé et marécageux du *Hamma* passe, à tort ou a raison, pour donner la fièvre aux baigneurs, inconvénient qui, s'il était réellement fondé et irremédiable, enlèverait à coup sûr tout avenir à ses sources. Ne perdons pas de vue, toutefois, qu'il n'est peut-être pas d'eaux minérales, en Algérie, contre lesquelles pareil reproche n'ait été formulé, ce qui n'empêche pas aujourd'hui *Hammam R'ira*, *Hammam-Meskoutine Hammam-Mélouane*, d'appeler l'attention des compagnies industrielles par les services incontestables qu'ils rendent tous les jours, aux malades et à l'administration. Ce qu'on a fait pour leur assainissement, rien n'empêcherait de le tenter au *Hamma*, si, comme nous le croyons, ses eaux thermo-minérales étaient reconnues dignes d'exploitation.

De 1850 à 1852, un habitant de Constantine avait fait édifier, au-dessus du ruisseau du *Hamma* un abri en planches, divisé en compartiments, sortes de cabinets de bain, dont les ais très disjoints, répondaient fort mal, il faut en convenir, à l'appellation un peu prétentieuse d'*Etablissement de Bains* affectée au *Hangar* du *Hamma* Hâtons-nous de dire que, dans cette construction improvisée, M. L*** avait voulu réaliser une question économique plutôt qu'une institution hydrothérapeutique. L'eau et le bois sont, en effet, tellement rares à Constantine, que le plus simple bain chaud d'eau commune n'y coûte pas moins de 2 fr. à 2 fr 50 c. Rien de plus logique donc, qu'un spéculateur ait songe à faire concurrence aux étuves de la ville avec les sources abondantes et tout naturellement chauffées de la banlieue. Malheureusement pour lui, six kilomètres de voiture, un transport assez long et onéreux, sont des inconvénients qui manqaiuent de compensations dans l'installation provisoire du Hamma.

L'établissement, après avoir végété pendant deux années, était fermé à la fin de 1852 et nous ne sachons pas qu'il se soit rouvert depuis.

Les données expérimentales manquent, comme on le voit, pour apprécier des eaux qui, pour n'être ni chaudes ni minéralisées à un haut degré, ne méritent certainement pas de demeurer ignorées.

La Source des Cèdres, près Teniet-el-Hâd,

PROVINCE D'ALGER.

Par le Dr E. L. BERTHERAND,

Professeur à l'École Professionnelle et à l'École de Medecine de Lille.
ancien Medecin de l'armee et des affaires arabes.

§ 1er. — Considerations topographiques et géologiques.

Situé à 190 kilomètres S O. d'*Alger* et à 60 kilomètres
S. O. de *Milianah*, à l'intersection de différentes vallées du
Chélif, le poste militaire de *Teniet-el-Hâd* fut fondé en 1843.
Assis sur un mamelon, il offre, à sa gauche le village, à sa
droite les jardins de la garnison et l'habitation de l'Agha. Un
décret récent a installé près du Camp un centre de population
coloniale.

Quoique de vastes montagnes peu éloignées forment à cette
localité une haute ceinture, elle est cependant fortement bat-
tue par les vents, en raison même de l'élévation du site, évaluée à 1,500 mètres au dessus du niveau de la mer. Le pays
présente du reste l'aspect le plus pittoresque.

On rencontre, aux environs, des carrières abondantes soit
de gypse blanc saccharoïde, soit de pierre à plâtre ordinaire,
soit de sable provenant de la pulvérisation naturelle d'une
roche dioritique, etc. M. l'ingénieur Ville a reconnu que,
« les marnes qui ont été soumises à l'influence des éruptions
dioritiques à 500 mètres environ à l'O. du poste sont traver-
sées par des veines minces et irrégulieres remplies d'asphalte
ou de bitume solide... ., résultat de fumarolles bitumineuses
qui ont accompagné les éruptions volcaniques (*Moniteur Algérien* du 5 février 1856). »

Plusieurs belles forêts parsemées de roches de grès blanc,

propre à l'aiguisement et à la construction, existent l'une sur
la rive droite de l'*Oued-Derder* et composée de chênes
blancs à glands doux, de pins d'Alep, de pistachiers, de frê-
nes, etc. ; — l'autre, à l'O., à 2 kilomètres du Camp, de 3
mille hectares environ formée d'un dixième de chênes et de
neuf dixièmes de cèdres remarquables par leurs gigantesques
dimensions. C'est dans cette dernière forêt que se trouve la
source minérale qui fut l'objet de cette notice.

Le climat de *Teniet-el-Hâd* est très-salubre : l'élevation de
la position y rend les chaleurs modérées. Le voisinage de hautes et nombreuses montagnes couvertes de neiges une partie
de l'année, entretient l'abondance des eaux dont la qualite,
du reste, ne laisse rien à désirer. La température moyenne
de la localité peut être évaluée entre 17° et 18° c.

La belle Forêt des Cèdres renferme plusieurs sources d'eaux
minérales : la plus volumineuse, la plus habituellement fré-
quentée, se trouve à 3 kilometres du camp et presque sur le
bord de la grand'route. Des vestiges de toiture en planches
prouvaient encore en 1848 qu'elle avait été l'objet de quelque attention depuis l'occupation militaire de la localité. Effectivement, dès le commencement de la belle saison, un
camp de convalescents était régulièrement établi chaque année sur le bord de cette source, et se recrutait de la plupart
des hommes affaiblis par de nombreuses rechûtes de fièvres
intermittentes, de diarrhées, de dyssenteries, etc. : au bout
d'un temps assez court, les malades étaient complètement re-
mis en état de reprendre leur service.

Les Arabes ne paraissent pas avoir tenté l'usage de ces eaux
Peu de personnes passent à *Téniet-el-Hâd* sans aller visiter
et les cèdres et leur belle source minérale.

§ 2. — Propriétés physiques de l'Eau minerale.

Examinee à la source même, l'eau est très limpide, claire,
fraiche, inodore, d'une température moyenne de 12° c., non

gazeuse, incolore, d'une saveur vive mais aussitôt suivie d'un goût très-prononcé d'astriction qui rappelle celui de l'encre. Elle laisse déposer à l'air une couche ocreuse, ainsi qu'on le constate aisément sur les bords même du bassin et sur les divers objets (plantes, cailloux), que le liquide a touchés aux points de l'émergence de la source.

A *Alger*, la densité de cette eau à la température de 25° c. a été trouvée de 1,00012 : faible poids qui indique déjà un liquide d'une grande pureté, c'est-à-dire contenant peu de sels en dissolution.

Le débit de la source est abondant et constant en tou e saison. En 1848, je l'évaluais déjà à 1,800 litres par jour. Nul doute que quelques travaux bien appropriés augmenteraient de beaucoup la quantité actuelle d'écoulement.

§ 3. — Proprietes chimiques.

En 1849, M. D'Almeida, professeur de physique et de chimie du Lycée d'Alger, a bien voulu se charger de l'analyse qualitative de cette eau minérale. Il a trouve dans le liquide :

De l'acide carbonique libre et du carbonate de fer en assez grande quantité ;

Des traces de chaux et de magnésie ;

De très minimes quantités de potasse ;

Des sulfates, }
Des chlorures, } peu abondants.

Il résulte évidemment de cet essai d'analyse que la petite quantité de chaux, de magnésie. de sulfates, rend l'eau extrêmement saine, et que d'un autre côté le fer, par sa combinaison avec un acide très faible, s'y présente dans un des états où il est le plus capable d'agir sur l'économie.

M. Vatonne, ingénieur des mines à *Alger*, a tenté tout récemment une analyse plus complète Voici les résultats auxquels il est arrivé :

« L'évaporation à sec dans une capsule de platine, de 500

grammes d'eau, donne un très faible résidu rougeâtre dont le poids est seulement de 0,^{gr} 055. L'eau de *Téniet-el-Hâd* contient donc par litre 0,^{gr}110 de sels divers, solubles ou insolubles dans l'eau non chargée d'acide carbonique ; elle est plus pure que les eaux les moins chargées de sels des terrains de transition des environs d'*Alger*.

« L'ébullition prolongée de 1 litre d'eau donne un résidu rouge : on observe qu'avant l'ébullition l'eau se trouble et devient rougeâtre. Les sels, dissous à la faveur de l'acide carbonique et que la concentration de l'eau a précipités. étant reçus sur un filtre, on constate que leur dissolution dans l'acide chlorhydrique se fait lentement et sans effervescence marquée. La dissolution est instantanée si l'on ajoute quelques gouttes d'acide azotique.

« Précipitant ensuite par l'ammoniaque le peroxyde de fer de la dissolution régale, on trouve que le poids de cet oxyde est de 0,^{gr}015.

« L'oxalate d'ammoniaque et le phosphate de soude, réactifs de la chaux et de la magnésie, n'indiquent que des traces indosables de ces bases terreuses.

« L'eau de *Téniet-el-Hâd* ne contient en dissolution, à la faveur de l'acide carbonique, que du carbonate de protoxyde, dont la quantité correspondant à 0,^{gr} 015 de péroxyde est 0,^{gr} 02,175.

« Dans les sels solubles, on constate que la dissolution donne par l'ammoniaque un trouble persistant, malgré l'addition d'hydrochlorate d'ammoniaque : ce précipité blanchâtre, gélatineux et très léger, pèse 0,^{gr} 015. Le molybdate d'ammoniaque y accuse la présence de l'acide phosphorique. La liqueur ne contenant pas de magnésie et ne renfermant que de la chaux pour toute base terreuse, ce précipité n'est autre que du phosphate de chaux.

« Après filtration, c'est à-dire après séparation du phosphate, l'oxalate d'ammoniaque donne un précipité d'oxalate de chaux contenant chaux 0 ^{gr} 014.

« Le phosphate d'ammoniaque n'indique que des traces in ·
dosables de magnésie, même après une grande concentration
de la liqueur.

« Le dosage de la soude a été fait dans une opération spe-
ciale, en séparant d'abord les sels insolubles de l'eau, précipitant l'acide sulfurique par le chlorure de baryum, puis l'excès de baryte introduit et la chaux de la liqueur par l'oxalate
d'ammoniaque et l'ammoniaque ; évaporant à sec et chassant
les sels ammoniacaux, il reste pour un litre d'eau, une quantité de chlorures alcalins du poids de 0,^{gr} 0456, dans lequel
le chlorure de platine ne donne avec l'alcool anhydre aucune
trace de chloroplatinate de potasse.

« La liqueur contient donc par litre : soude 0,0231.

« Le chlore et l'acide sulfurique ont été recherchés séparément : on a trouvé que l'eau de *Ténet-el-Had* contient par
litre :   Ch'ore............... 0 ^{gr} 0198
              Acide sulfurique. .... 0,^{gr} 0275.

« Le dosage de l'acide carbonique n'a pas été effectué ; il
ne saurait présenter d'interêt qu'a la condition d'être fait à la
source même.

« Ainsi, la composition de l'eau est la suivante :

« 1° Corps solubles à la faveur de l'acide carbonique :

Composé électro-négatif..	*Composés électro-positifs:*
Acide carbonique .... ?	Protoxyde de fer... 0,^{gr} 0135
	Chaux........... ⎱ traces.
	Magnésie .... ⎰

« 2° Corps solubles dans l'eau distillée :

Composés électro-négatifs.	*Composés électro-positifs.*
Chlore.......... 0,^{gr} 0198	Chaux .... 0,^{gr} 014
Acide sufurique.... 0, 0275	Magnésie .... traces.
Acide phosphorique. ,,	Soude............ 0, 0231
	Chaux... (combinée à l'acide phosphorique)

« On en déduit l'existence probable des sels suivants :

Carbonate de fer........	0,^{gr} 02175
Sulfate de chaux........	0, 03390
Sulfate de soude........	0 01350
Chlorure de sodium......	0 03260
Phosphate de chaux.....	0. 01500
Total des sels....	0, 11675

« Le résidu du sulfure de fer de la jarre, dissous dans l'eau
régale, donne par précipitation avec l'ammoniaque un poids
de peroxyde de fer de 0,^{gr} 010 : la jarre contenant 6 litres, il
faut à 0,^{gr} 015, ajouter 0,^{gr} 00167 pour avoir le peroxyde de
fer qu'aurait donné l'eau non altérée. Le poids total de
0,^{gr} 01667 de peroxyde correspond à 0,^{gr} 02417 de carbonate
de protoxyde de fer, si l'on admet que ce soit là l'état de combinaison du fer dans cette eau ferrugineuse.

« Avec cette supposition, que la décomposition rapide de
l'eau à l'air ou sous l'action de la moindre chaleur empêche de
vérifier soit pour affirmer, soit pour contredire, on est, nous
le pensons, très près de la vérité en s'arrêtant à la composition qui suit :

Carbonate de fer........	0 ^{gr} 02417
Sulfate de chaux........	0, 03390
Sulfate de soude........	0, 01350
Chlorure de sodium......	0, 03260
Phosphate de chaux......	0, 01500
Poids total des sels....	0, 11917

« Le fait de l'absence du carbonate de chaux, dans ces eaux,
fait assurément très remarquable, est certain : toutefois il
ne s'agit pas d'une absence complète puisque, comme il a été
dit plus haut, les réactifs de la chaux et de la magnésie révè-
lent « des traces indosables» de ces deux bases terreuses.

« En faisant bouillir de nouvelles quantités d'eau de *Téniet-
el-Hâd*, on a constaté qu'au fond de la bouteille s'était formé
un nouveau dépôt ferrugineux dans l'eau filtrée et que l'ébul

lution ne précipitait plus *sensiblement* de fer. L'eau s'est *presque* complètement dépouillée de ce métal; il en résulte que l'ébullition ne produit plus AUCUN DÉPÔT dans l'eau, nouvelle preuve de l'absence de carbonate terreux. »

Il est démontré de par l'intéressante analyse de M. l'ingénieu Vatonne, que l'eau minérale de *Téniet-el-Hâd* est une eau ferro-carbonatée. Elle contient plus de sel de fer que des eaux de même ordre qui jouissent d'une certaine réputation, soit en France, soit à l'étranger ; ainsi :

Bussang (dans les Vosges) n'en renferme que	0 gr 017
Campagne (Aude)......................	0, 008
La source de la Reinette à Forges (Seine-Inférieure)..........................	0, 022
Mont-Dore (Puy de-Dôme)............	0, 022
Pougues (Nièvre)...................	0, 020

enfin l'eau de *Teniet-el-Hâd* est presque aussi riche en sels de fer que :

Kronthal (Nassau) et la source dite Geronstère à Spa (Belgique), qui en ont toutes deux *près* de 0,gr 030.

La source de *Téniet-el-Hâd* peut donc être rangée avec raison à côté des ferrugineuses froides analogues, telles Bagnères-de-Bigorre, Cransac, Bourbon-l'Archambault (la source Jonas), Soultzbach, Châteldon, Provins, Schwalbach, Orezza (en Corse), etc.

§ 4. — Propriétés médicales

Chargé en avril 1848 du service médico-chirurgical de l'hôpital de *Téniet-el-Hâd*, j'ai expérimenté l'emploi thérapeutique de ce liquide. Sur ma demande, un service régulièrement établi par le train des équipages a pourvu quotidiennement l'hôpital d'une moyenne de 150 litres : un bassin fut en même temps construit en face de la source, afin d'en récolter les eaux en plus grande abondance.

Pour mieux apprécier au début l'influence générale de l'ad-

ministration de ces eaux, ses indications et contr'indications,
je soumis à leur usage la presque totalité des malades qui se
trouvaient dans mes salles.

Au bout de quelques jours, il était facile d'observer, comme
résultats généraux, chez les uns une grande amélioration,
chez les autres, une aversion en quelque sorte instinctive à
l'égard de la boisson minerale.

Ces faits, confirmés par les expériences ultérieures, ont
servi de base première pour l'administration opportune et rationnelle des eaux

Leur emploi *intùs* et *extus* paraît pouvoir être résumé comme il va suivre : toutefois l'on ne perdra point de vue que
les essais ayant été faits à près de 3 kilomètres de la source
même, les effets therapeutiques du liquide ferrugineux ont
pu et ont dû nécessairement être amoindris.

1º Conditions dans lesquelles l'*usage interne* des eaux a paru *contr'indiqué* : Toutes les affections compliquées d'embarras
des premieres voies digestives, d'irritation gastrique, de réaction febrile, de sécheresse à la peau. Les malades, dans ces
circonstances, se plaignaient d'une pesanteur douloureuse à
l'épigastre. Le conseil qui leur était donné de mêler l'eau
ferrugineuse avec moitié d'une autre tisane ne suffisait point
pour les soustraire à ce malaise. Il est devenu nécessaire de
dissiper les conditions pathologiques du tube intestinal, pour
que l'administration de la boisson minerale fût continuable.

Rien de particulier n'a été signale au sujet du tempérament pléthorique, quoique cette condition organique ait pré-
dominé chez les malades et qu'elle soit généralement recon-
nue comme une contr'indication à l'usage des eaux et prépa-
rations martiales.

2º Conditions dans lesquelles l'*usage des eaux* a paru *avantageux* En première ligne, les fièvres intermittentes compli-
quees d'ictère, d'œdème des membres inférieurs, d'engorgement indolent des viscères abdominaux ;

L'état de cachexie profonde, consecutive à d'anciennes ficvres intermittentes, à des flux intestinaux chroniques ;

Certaines stomatites survenant chez les individus épuisés par une longue maladie, a laquelle succède une opiniâtre inappétence :

La congestion utérine par aménorrhée due à des causes debilitantes (l'emploi des eaux n'a ete fait qu'en boisson) ;

Les affections dartreuses (employée principalement en lotions sur les plaies du derme préalablement débarrassé des croûtes, l'eau ferrugineuse a promptement déterminé chez quelques Arabes, leur cicatrisation complète);

Les plaies et ulcères (en topiques et injections);

Les conjonctivites, blépharites (en collyres);

Les diarrhees et les dyssenteries : c'est dans les cas d'une invasion recente que l'eau ferrugineuse surtout en injections intestinales, jouit d'une incontestable efficacité. Il a suffi parfois *d'un seul* lavement de ce liquide pour supprimer complétement des évacuations frequentes, et la guérison ne se démentait pas. Quant à l'état chronique avantageusement modifie par le même moyen, il a paru se dissiper beaucoup plus promptement par l'emploi de l'eau minérale en boisson.

5° Le premier phénomene particulier qui succède à l'emploi intérieur de l'eau ferrugineuse, même quelques heures après son ingurgitation, c'est une sensation d'appétit, un surcroît de force, d'énergie génerale, qui se soutiennent très bien et augmentent même souvent pendant toute la durée du traitement

J'ai egalement noté le fréquent besoin d'uriner et une tendance ordinaire à la constipation. Chez quelques individus, très minime exception, il y a eu au contraire plusieurs évacuations diarrheiques. Il a été impossible d'expliquer, autrement que par une condition idiosyncrasique, cette action différente d'un même liquide donné dans des conditions identiques de tempéraments et d'affections.

Les eaux ferrugineuses ont été administrées en boisson, à raison de deux litres par jour en moyenne, chaque malade en usant selon son instinct, sa soif etc Cette dose peut cependant et a pu être de beaucoup augmentée, sans que l'économie en souffrît : car les convalescents du Camp des Cèdres ne se servaient d'autre liquide que de celui de la source, pour faire leur cuisine, pour leur boisson journalière, et cela sans qu'aucun accident ait jamais été observé.

Quant aux injections intestinales, on a fait simplement *tiédir* l'eau minérale en plongeant dans un liquide d'une température élevée le vase qui la contenait.

L'eloignement de la source et les limites de l'approvisionnement quotidien n'ont pas permis d'essayer l'eau ferrugineuse sous forme de bains Tout porte à croire cependant, d'après les observations précédentes, que l'on en tirerait un excellent parti, dans bon nombre d'affections cutanées et d'écoulements muqueux chroniques des organes genito-urinaires.

Quelqu'incomplets que puissent être les résultats énoncés ci-dessus et obtenus sur une petite échelle, on ne saurait se dissimuler que l'emploi de l'eau ferro carbonatée de *Teniet-el-Hâd* nous a été d'un grand secours en 1848, au double point de vue economique et pharmaceutique.

Nous appelons de tous nos vœux le moment où l'on créera près de la source un dépôt regulier de convalescents, analogue a ceux qui ont eu tant de succès en Algérie.

Beaucoup de militaires que des affections febriles, intestinales, propres au climat d'Afrique, rappellent chaque année en France, soit au dépôt de leurs corps de troupe, trouveraient aux sources minérales de *Teniet-el-Hâd* un secours thérapeutique d'une importance réelle, en faveur de laquelle l'expérience a dejà surabondamment prononcé. Ils achèveraient ainsi leur guérison, sans quitter les conditions atmosphériques propres au pays dans lequel ils se sont *acclimatés* avec plus ou moins de peine ; ils rencontreraient de plus dans le site pittoresque et salubre de *Teniet-el-Hâd* une influence qui se combinerait puissamment avec l'action physique des eaux.

Il est encore un parti avantageux qu'il serait facile de tirer de la proximité de ce liquide ferrugineux, ce serait de l'ame-

ner soit au camp même, soit au village, au moyen d'un aque
duc qui suivrait la courbe de la montagne sur le flanc de laquelle existe la source. La distance à parcourir est minime,
et la dépense exigée par les travaux serait bien compensée par
l'avantage d'alimenter abondamment le camp et d'avoir dans
l'hôpital surtout, ou à sa proximité, une eau minérale constamment à la disposition de ceux auxquels elle convient à des
titres si précieux. N'a t on pas du reste, par un moyen analo-
gué, amené des eaux à Alger de plusieurs lieues de loin?

Table des Matières.

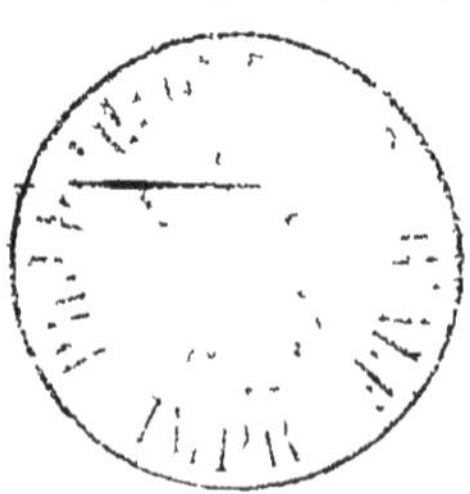